가슴성형 바로알기

★가슴성형 환자를 위한 안내서

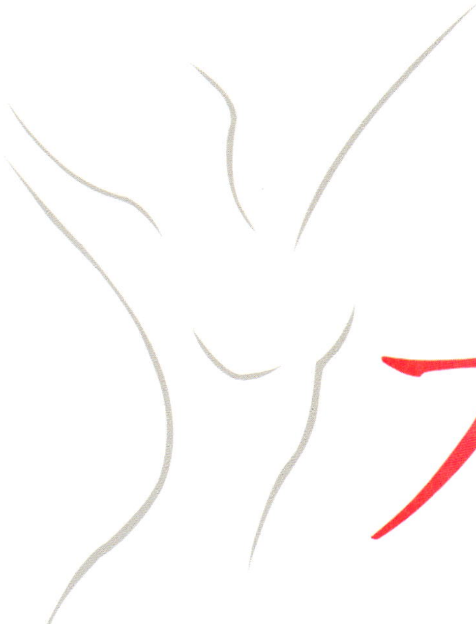

옵티마성형외과
이안나 원장과 함께하는

가슴성형 바로알기

가슴에게 말걸기

군자출판사

가슴성형 바로알기

첫째판 1쇄 인쇄 | 2010년 3월 15일
첫째판 1쇄 발행 | 2010년 3월 22일
첫째판 2쇄 발행 | 2011년 7월 15일

지 은 이 이안나
발 행 인 장주연
표지 · 편집 이지선
발 행 처 군자출판사
등 록 제 4-139호(1991. 6. 24)

본 사 (110-717) 서울특별시 종로구 인의동 112-1 동원회관 BD 6층
Tel. (02) 762-9194/5 Fax. (02) 764-0209
대구지점 Tel. (053) 428-2748 Fax. (053) 428-2749
광주지점 Tel. (062) 228-0252 Fax. (062) 228-0251
부산지점 Tel. (051) 893-8989 Fax. (051) 893-8986

www.koonja.co.kr

* 파본은 교환하여 드립니다.
* 검인은 저자와의 합의 하에 생략합니다.

ISBN 978-89-6278-211-0

정가 12,000원

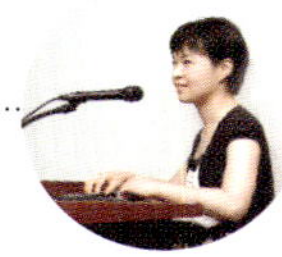

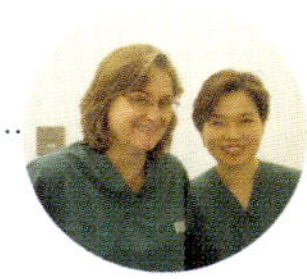

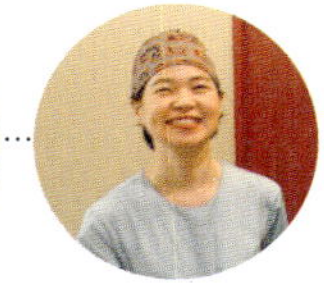

이안나

옵티마성형외과 대표원장_
www.all4breast.co.kr

해외연수

- Bichat 병원 유방성형 Clinic 연수(Paris, 프랑스, Dr.Benelli)
- Brugmann University 성형외과 연수(Druxelles, 벨기에, Dr.Lejour)
- Clinica la Luz Hospital 성형외과 연수(Madrid, 스페인, Dr. Del la Plaza)
- 가나가와 미용외과 클리닉 연수(Tokyo, 일본)
- Banff plastic surgery clinic(캐나다, Dr.Elizabeth Findley)
- Dr. Lin plastic surgery(대만)

수상경력

- 최우수 논문 발표상 : 1994년 대한성형외과학회
- Lateral canthopexy in Dawn's syndrome patient: Extemal vs Tarsoconjunctival approach

학술활동

- 대한성형외과학회 정회원
- 대한미용성형외과학회 정회원
- 대한수부외과학회 정회원
- 대한두경부외과학회 정회원
- 대한레이저의학회 정회원
- 성형외과의사회 공보이사(제8대)
- 미국성형외과학회 회원
- 국제성형외과학회 정회원
- 대한비만협회 정회원
- 대한피부관리사학회 정회원
- 성형외과협의회보 편집인
- 유방성형 연구회 학술위원
- 눈성형 연구회 학술위원

방송출연

- 2008. 9. 22 KBS 생방송 세상의 아침
- 2007. 7. 3 KBS 모닝쇼 생방송 오늘아침
- 2007. 5. 10 KBS 모닝쇼 생방송 오늘아침
- 2007. 5. 17 MBC 정보토크 팔방미인
- 2007. 3. 16 화제집중

....

- 2003. 3 SBS 출발! 모닝와이드
- 2002. 5. 20 출동! 베스트클리닉
- 2002. 4. 27 iTV 메디칼 정보 '알면 이긴다'
- 2002. 4. 27 KBS 아주 특별한 아침
- 2002. 1. 19 SBS 행복찾기
- 2000. 10. 19 KBS 뉴스투데이
- 2000. 8. 19 다솜TV 가슴성형
- 2000. 7. 18 EBS 소아성형
- 2000. 5. 3 SBS 행복찾기 외 다수출연

Preface

가·슴·성·형·바·로·알·기

이제 더 이상 성형수술은 은밀한 것도 특별한 것도 아닌 하나의 일상이 되어버렸습니다.

TV를 틀면 연예인들이 자신 있게 자신의 성형수술에 대한 얘기를 하고, 케이블 TV에서는 지원자를 모집하여 성형수술을 해 주고 그 과정을 하나의 이야기로 담아내고 있습니다. 이렇게 우린 성형수술에 익숙해져 가고 특히 여성들 사이에서는 성형수술은 하나의 큰 관심거리이자 트렌드가 되었지만 성형수술에 대한 정확하고 객관적인 정보를 얻는 것은 쉬운 일이 아닌 것 같습니다.

우리가 흔히 듣는 얘기들은 '친구의 친구가 어디 성형외과에서 뭐를 했는데 잘 됐다더라' 같은 '카더라~' 식 경험담과 각각의 성형외과 의원들이 홈페이지에 담고 있는 약간은 호기심을 유발하고 부작용등에 대한 걱정을 없애주는 가벼운 컨텐츠가 전부인 실정입니다.

성형수술은 마술이 아닙니다.

정확하고 객관적인 사실에 근거하여 환자와 의사가 같은 목적으로 노력할 때 환자에게 큰 기쁨을 줄 수 있는 의학의 한 분야인 것이지 대충 가격대가 맞는 병원에서 별 생각없이 침대에 누워 잠깐 아프고 나면 모든 것이 바뀌어 있을 거라는 신데렐라식 마법이 아닌 것입니다.

이제부터 성형수술, 그 중 유방에 관한 수술이야기를 하려고 합니다.

다양한 유방수술에 경험이 풍부한 성형외과 전문의의 솔직하고 객관적인 이야기로 유방수술을 고민하는 환자가 반드시 알아야 할 내용을 포함하고 있습니다. 유방수술에 관한 기본적인 내용뿐만 아니라, 수술을 하려는 환자들이 정말로 궁금해 하는, 또 반드시 알아야 하는 내용을 여기에 적어보려고 합니다.

예로부터 여성의 유방은 아이에게 젖을 주는 어머니의 사랑과 풍요와 아름다움을 상징하는 신체의 일부였습니다. 최근에는 개방된 성문화로 이성에게 성적 매력을 발산하는 기관으로도 여기기도 합니다.

사람은 태어날 때 남녀 모두 유방의 흔적만 가지고 태어납니다. 하지만 여성에서는 사춘기에 접어들어 왕성하게 분비되는 여성호르몬의 영향으로 유방이 발육하기 시작하여 성년기에 이르러 둥글고 탄력있는 매력적인 유방이 완성되며, 임신과 수유의 반복으로 피부가 늘어나고 유방실질이 위축되어 유방이 처지게 되며, 폐경기에 이르러서는 여성호르몬과 프로게스테론의 감소로 유방이 심하게 퇴축하여 작아지고 처지게 됩니다. 이렇듯 여성의 유방은 우리 몸의 다른 부위와 마찬가지로 하나의 모습이 영연히 지속되는 것이 아니라 시간이 흐름에 따라 모양과 크기가 지속적으로 변화하게 됩니다.

유방의 구성요소로는 젖샘조직 및 이들 사이에 있는 결합조직으로 이루어진 유방실질과 지방층 및 피부층으로 유방실질을 덮고 있는 피부덮개로 이루어져 있습니다. 젖샘조직은 젖을 만들어 분비하는 역할을 하며, 피부덮개는 유방실질을 중력으로부터 지지해 주는 역할을 합니다. 나이가 들어감에 따라 피부가 탄력을 잃어 늘어지게 되고, 이로 인해 유방은 처지게 됩니다.

이상적인 유방의 모습은 어떤 것일까?

유방은 나이와 체형, 사회문화적 시각 차이에 따라 보는 관점이 다르기 때문에 어떠한 유방이 이상적이라고 정의할 수 없습니다. 하지만 일반적으로 유방의 위치, 크기, 모양이 어깨너비 및 가슴크기와 조화를 이루고 있고, 양쪽 유방이 대칭이며 적당한 크기로 풍만하고 탄력 있으며 누웠을 때 유방이 외방으로 약간 기울어지고, 유두는 유방아래주름보다 위에 있고 상외방을 바라보며, 유륜의 크기가 4~4.5cm정도로 붉은 색깔을 띠는 유방을 매력적으로 여깁니다.

유방의 미용수술에는 유방확대술, 유방축소술, 유방고정술, 여성형유방증수술이 있고, 유두유륜복합체에 관련된 함몰유두교정술, 거대유두축소술, 거대유륜복합체축소술 등이 있습니다. 지금부터 한 가지씩 좀 더 자세히 알아보도록 하겠습니다.

2010. 3. 12

옵티마성형외과 원장

이안나

Contents

I 유방확대술

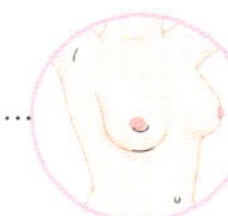

II 유방축소술

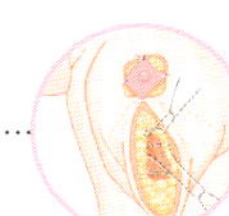

III 처진 가슴

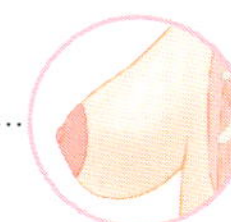

IV 유방재건술

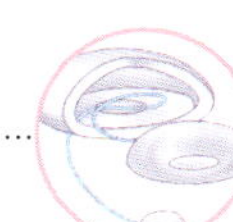

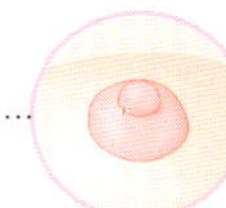

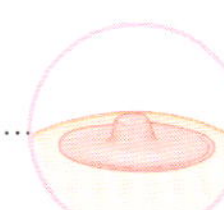

VII 유륜축소

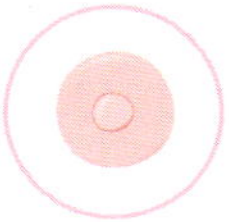

VIII 부유방

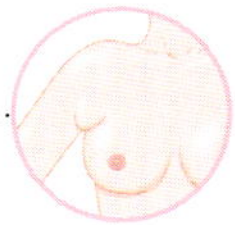

IX 여성형 유방

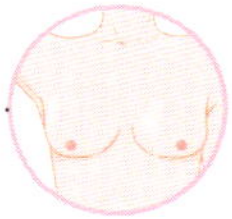

I. 유방확대술

I. 유방확대술

흔히 성형외과에서 가슴 수술을 한다고 하면 누구나 가장 많이 떠올리는 수술이 바로 유방확대술일 것입니다.

실제로도 유방수술 중 가장 높은 빈도를 차지하고 있고, 많은 여성들이 여러 매체를 통해 수술에 관한 정보를 한번쯤은 접해봤을 정도이지요. 하지만 이런 막연하고 단편적인 유방확대술에 대한 정보들이 가끔은 본인의 올바른 결정에 나쁜 영향을 주기도 합니다.

유방확대술을 받고자 하는 여성분들이 먼저 알아야 할 두 가지만 말해볼까요?

첫째, 유방확대술에 대한 환상을 지워야합니다.

유방확대술을 받으려는 여성분들이 흔히 생각하기 쉬운 것이 수술 받은 후의 나의 가슴 모양이 이러이러했으면 좋겠다는 것일 겁니다. "크기는 이만큼, 모양은 이렇게" 하는 자신만의 생각을 갖고 그 결과에 맞추어 줄 수 있는 성형외과를 찾게 됩니다. 하지만 유방확대술은 이미 성장하면서 완성된 유방의 모양을 좀 더 개선하여 아름답게 만드는 것이지 새로운 유방을 창조하는 것이 아닙니다. 즉 본래의 본인의 가슴모양과 체형 같은 기본적인 바탕을 반드시 고려해야 한다는 것입니다. 그런 어느 정도의 한계에서 최선의 결과를 만들기 위해 노력하는 것이 유방확대술입니다.

둘째, 유방확대술을 받았다고 해서 자신의 가슴모양이 그대로 영원하지는 않다는 것입니다.

나이가 들어감에 따라 또는 임신이나 출산의 변화를 겪어가면서 우리의 신체는 끊임없이 변해가기 때문에 보형물을 넣어준 가슴도 모양의 변화가 올 수 있습니다.

어떤 사람들이 유방확대술을 받나요?

일반적으로 다음 세 가지에 해당하는 경우에 유방확대술을 고려해 볼 수 있습니다.

1. 유방이 잘 발달되지 않은 경우
2. 출산이후 유방이 손상된 경우
3. 개인적인 이유로 유방의 모양을 개선하고 싶은 경우

본인이 하고자 하면 모든 여성들이 유방확대술을 생각해 볼 수 있습니다.

수술 전에 체크해 봐야 하는 것들은?

수술 전에 **자신의 유방에 대한 객관적인 분석**이 일단 필수적이겠지요.

보통 **사진촬영**과 **신체계측**을 통해 자신의 유방에 대한 정확한 판단이 이루어집니다. 유방의 크기는 어떤지, 유방 및 유두의 위치는 대칭인지, 유방의 처짐은 있는지, 피부는 얼마나 탄력이 있는지, 유방아래주름은 뚜렷한지, 유방실질의 양은 어느 정도인지, 흉곽의 이상은 없는지, 휜 척추 때문에 서있는 자세가 항상 삐뚤지는 않은지 등을 측정하며, 이 단계에서 담당의사와 많은 대화가 필요합니다. 사실 자신의 유방을 정확하게 사진을 찍어서 본 여성들은 그리 많지 않습니다. 그래서 본인의 유방을 담당의사와 같이 보고 본인이 원하는 것을 얘기하고, 담당의사의 의견을 들어보는 것이 중요합니다.

그 외에 **다른 수술**을 받은 적이 있는지, 개인적인 **병력**이나 집안의 내력 같은 것도 미리 조사하게 됩니다. 또 수술 전 유의해야 할 **약물**, 한약이나 피임약 등을 복용하는지와 **흡연**을 하는지에 대해서도 반드시 담당의사에게 말해야 합니다. 수술 후 출혈문제로 **생리주기**도 반드시 알아야 할 사항 중 하나입니다.

환자의 선택?

유방확대술을 고려해서 성형외과를 찾는 여성들은 대부분 이미 많은 정보를 듣고 오는 경우가 많습니다. 하지만 환자가 선택할 수 있는 부분에 대해서 폭넓게 정확히 알고 있는 여성들은 드문 편입니다.

다음은 수술을 고민하는 사람이 반드시 알고 있어야 할 1) 절개부위 2) 보형물의 종류 3) 보형물의 삽입될 위치에 대해 알아보도록 하겠습니다.

1. 내게맞는 절개부위

1) 내게 맞는 절개 부위는 어디인가?

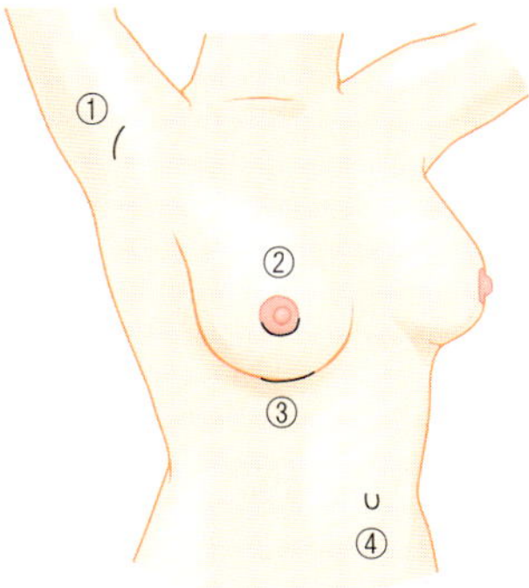

현재 우리나라에서 시행되는 유방확대술의 절개 부위는 4가지입니다.

① **겨드랑이 절개,** ② **유륜주위 절개,** ③ **가슴밑선 절개,** ④ **배꼽절개** 입니다.

이중 제일 높은 비율을 차지하는 것은 겨드랑이 절개입니다.

이 방법은 겨드랑이에 흉터가 남기 때문에 흉터가 눈에 덜 띄고 가슴 부위에 흉터가 없으며 가슴근육 뒤에 보형물을 넣어줄 경우 수유에도 문제가 되지 않고 구형구축을 줄일 수 있는 등 장점이 많은 방법으로, 특히 동양에서 널리 사랑받고 있지만, 처진 유방을 동시에 교정하고자 할 때는 겨드랑이 절개만으로는 수술이 어렵습니다.

반대로 유륜주위 절개는 가슴밑선 교정이 필요한 유방의 경우에 적합하고 절개부위 흉터는 크게 눈에 띄지 않지만 때때로 절개부위가 탈색되거나 비후된 흉터가 발생하여 오히려 눈에 더 띨 수 있다는 점과 유선관의 손상으로 세균에 노출될 수 있어 구형구축의 발생률이 조금 더 높다는 단점이 있습니다.

유방밑주름 절개는 예전에는 흉터가 보이는 것이 두려워 많이 적용하지 않았지만 흉이 유방밑선에 가려지기 때문에 흉이 생각만큼 보이지 않습니다. 수술시간이 짧고 수술방법이 간단하여 원하는 모양의 보형물이 들어갈 공간을 정확히 만들 수 있으며, 통증이나 출혈이 적어 회복기가 빠르다는 장점이 있습니다.

배꼽절개는 최근에 인기를 끌었던 적이 있으나 수술부위까지 거리가 멀어 복부조직에 손상을 받을 수 있고 생리식염수 백만 삽입이 가능하며, 통증도 다른 방법과 큰 차이가 없습니다.

절개부위에 따른 장 · 단점과 적용

절개부위에 따른 장 · 단점과 적용

절개부위	장점	단점	적용
겨드랑이	• 흉터가 겨드랑이에 가려진다. • 수유에 지장이 없다. • 유두감각이 보존이 유리하다.	• 수술시야에 제한이 있다. (내시경 사용으로 해결)	• 동양에서 일반적으로 가장 흔하게 사용되는 방법이다.
유륜	• 보형물이 들어갈 정중앙 절개여서 박리가 쉽다. • 처진가슴, 짝짝이 가슴 등의 교정이 필요한 경우에 유리하다.	• 세균에 노출될 가능성으로 구형구축 발생률이 약간 높다. • 유두의 감각신경 손상 가능성이 있다. • 반흔의 탈색이 있을 수 있다.	• 처진 가슴이나 밑선교정이 필요하거나 재수술의 경우 사용된다.
가슴밑선	• 유방모양을 위한 다양한 조작이 쉽다. • 수술이 가장 간편하고 시간이 짧다.	• 누웠을 때 흉터가 보일 수 있다.	• 일반 확대술이나 코헤시브 텍스쳐드 이용하여 수술하는 분, 일부 재수술의 경우 필요하다.
배꼽절개	• 흉터가 가슴부위에서 멀다.	• 가슴밑 주름선 부위의 박리가 불충분하다. • 식염수 보형물만 수술이 가능하다.	• 유두-밑주름 거리가 길고 가슴근육이 어느정도 두꺼운 경우

모든 흉터는 다 눈에 잘 띄지 않으며 절개법에 따른 수술결과의 차이도 없으므로 절개선의 위치결정은 환자의 선택 사항입니다.

모델이나 무용인은 겨드랑이의 노출이 많으므로 유륜주의 절개를 선호하고 일반여성은 가슴에 흉이 남기를 원치 않으므로 겨드랑이 절개를 선호합니다. 이렇듯 절개선은 환자의 생활방식과 관련된 자유 선택 사양으로 숙련된 전문의라면 이 모든 절개선을 자유롭게 사용할 수 있으며, 각 절개선에 따른 수술결과의 차이가 없습니다.

유방확대 수술시 절개위치에 대한 유방성형 원칙

- 대부분의 환자는 수술 이후에 갖게 되는 가슴모양에 대한 관심에 비해 절개위치에 대해서 수술 전에 너무 많이 걱정한다.
- 절개를 한다면 눈에 띄게 될 것이다. 그러나 당신의 가슴이 아름답다면 당신이나 다른 사람이나 절개위치가 어디인지 관심을 갖지 않는다.
- 모든 환자들은 자신들이 선택한 절개위치가 최고의 선택이라고 생각한다.
- 의사들의 절개위치에 대한 설명은 자신의 실력을 과대 포장하는 주된 방법이다. 만일 의사가 특정 절개위치를 의심할 여지가 없이 최고라고 과장하면서 자신이 그 부분에 전문가라고 이야기하면 그 의사를 떠나라. 어떤 절개위치도 모든 형태의 가슴에 최고가 될 수 없으며, 그 의사는 다른 절개위치로 수술을 할 줄 모른다는 의미가 될 수도 있다.
- 만일 의사가 모든 절개위치로 수술을 해본 경험이 있다면 모든 절개위치에 대한 장단점을 설명할 것이다.
- 만일 어떤 의사나 환자로부터 특정 절개 위치에 대해 부정적인 의견을 듣게 된다면, 의사나 환자 모두 그 절개위치에 대해 경험이 별로 없는 것이다.
- 어떤 절개위치도 언제나 최고가 될 수는 없다. 모든 위치는 각각의 장점과 단점을 가지고 있다.

(1) 겨드랑이 절개

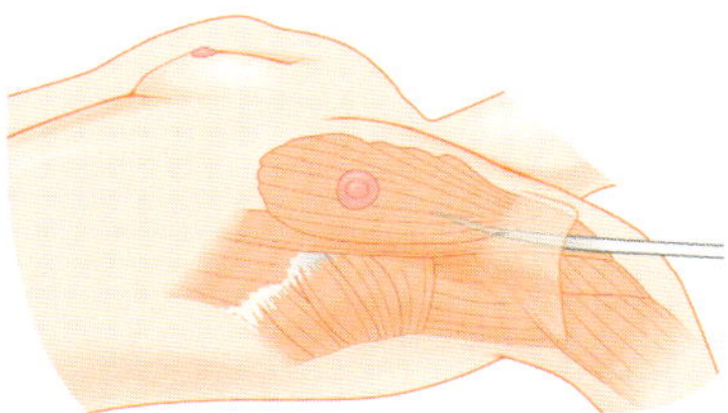

겨드랑이 안쪽에 주름과 평행하게 절개하는 방법으로, 이 절개법이 흉터를 가장 눈에 안 띄게 하는 방법일 수 있습니다. 절개위치가 매우 중요한데, 겨드랑이의 패인 곳 중 가장 위쪽에 자리를 잡으면 어떤 자세를 취하더라도 눈에 띄지 않습니다.

일부 성형외과에서는 흉터가 가슴에 보이지 않는다는 점만 부각하여 겨드랑이 절개법을 홍보하고 있지만 가장 중요한 박리작업을 잘 진행하지 못하면 재수술을 고려하는 상황까지 도달하게 됩니다.

지금은 내시경 기술의 발달로 신체 내부를 모니터 화면을 통해 확인해가며 정확하게 수술을 시행하여 출혈을 최소화하고, 정확성을 극대화하며 회복기간을 줄여줍니다.

겨드랑이 절개술을 원한다면 무디고 보이지 않는 상태로 박리하지 않도록 의사가 내시경을 사용하는지, 사용한다면 내시경 시술에 많은 경험이 있는지 확인하는 것이 좋습니다.

가슴 부위에 흉터가 없고 수유에도 문제가 되지 않는 등 가장 무난한 방법이지만 처진 유방을 동시에 교정하고자 할 때는 사용하기 어렵습니다. 또 보형물을 선택할 때 식염수 보형물의 경우 크기의(사이즈, 볼륨) 제한이 없으나, 코헤시브겔 보형물의 경우 절개선이나 공간 확보를 위해 사이즈에 제약이 있을 수 있습니다.

(2) 유륜주위 절개

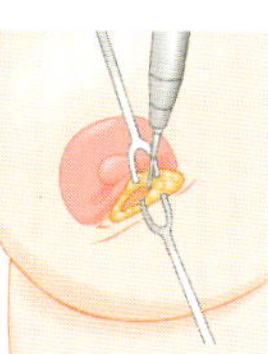

처진 가슴의 경우, 흉곽의 기형을 동반하거나 짝짝이 가슴, 재수술 등 특수한 상황의 경우에 있어 아주 좋은 수술결과를 얻을 수 있는 방법입니다.

하지만 유륜 지름이 3cm이하로 작은 경우는 좋은 결과를 얻기가 어렵습니다.

유륜부위 피부는 치유가 잘 되어 흉터가 눈에 잘 띄지 않는 곳이지만, 간혹 유륜주위가 탈색되거나 절개흉터가 비후되어 오히려 가슴을 바라볼 때마다 흉터를 보게 될 수도 있습니다.

절개부위에 따른 장 · 단점

절개부위에 따른 장 · 단점

절개부위	장점	단점
겨드랑이	• 가슴에 흉터가 남지 않는다. • 유방암 검사에 지장을 주지 않는다. • 보형물을 가슴근육 아래에 위치시킬 경우 수유에 문제가 없고, 다른 유방질환의 발병과 관련이 없다. • 자연스러운 가슴선을 만들 수 있다. • 유두 감각의 보존이 가능하다.	• 의사가 경험이 많아야 한다는 것이다. • 첨단 기기(내시경 사용 등)를 이용할 경우 수술시간이 약간 (20~30분) 길어질 수 있다. • 첫 확대술을 받는 환자에게는 겨드랑이 절개가 최선의 선택일 수 있지만 재수술이 필요할 경우에는 다른 부위 절개가 필요할 수도 있다.
유륜	• 유륜 둘레의 절개에 있어서 가장 큰 장점은 일반적으로 얇은 피부를 통해 수술하므로 흉터 치유가 더 잘 된다는 것이다. • 절개 부위의 중심에서 가슴의 각 부분에 접근하기가 쉽다. • 유륜 둘레 절개법은 처진 가슴의 경우, 흉곽 기형 동반, 짝짝이 가슴 등 특수한 상황의 경우에 있어서 좋은 수술 결과를 얻을 수 있는 방법이다.	• 흉터의 상태가 좋지 않을 때 가장 잘 보이는 위치에 흉터가 자리잡게 된다. • 가슴에서 발견되는 박테리아에 보형물이 노출될 위험이 높아질 수 있다(구형구축의 위험증가). • 흉이 보일 경우 피부의 여유가 부족하여 흉터제거 성형술이 겨드랑이 절개법에 비하여 어렵다. • 유두의 감각 신경 손상이나 수유장애 가능성을 고려해야 한다. • 유륜이 작은 환자에서 시행하기 어렵다.
가슴밑선	• 어떠한 모양의 가슴이라 할지라도 유방의 모양을 위한 조작이 쉽고 의사가 컨트롤하기 용이하다. • 다른 절개선에 비해 주위에 위험한 조직이 없어 유선이나 다른 중요조직의 손상을 최소화 할 수 있다. * 수술이 간편하고 수술시간이 짧다.	• 가슴 밑 접히는 부분에 흉터가 누웠을 때 눈에 띄기 쉽다.
배꼽절개	• 절개부위가 가슴이 아니라 가슴에서 먼 곳에 흉터가 남게 된다. • 다른 수술에 비해 통증이 적고 팔을 사용할 수 있다.	• 컨트롤하기 힘들며, 결과를 예측하기가 어렵다. • 1인치 지름이 되는 무딘 튜브를 밀어 넣어야 하므로 배꼽으로부터 유방 밑에 도달하는 동안 복부조직들이 손상 받는다. • 시경을 사용하지 않는다면 출혈을 줄이거나, 정확하게 공간을 확보하기 위해 안쪽을 들여다 볼 수 없다. • 식염수 보형물 이외의 다른 보형물은 사용하기 어렵다. • 과다 출혈 등 돌발 사태에 시야확보가 안되므로 대처하기가 어렵다.

(3) 가슴밑선 절개

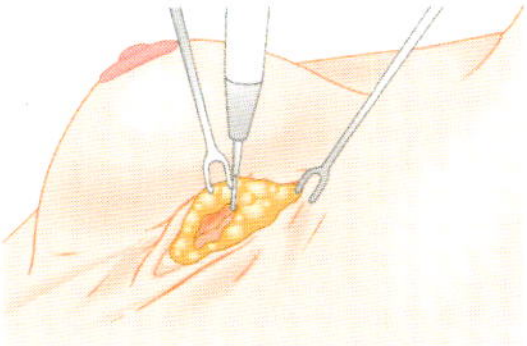

유방과 상복부 사이에 접히는 부위에 4~5cm 정도 절개하여 수술하는 방법입니다.

수술시간이 짧고 수술방법이 간단하며, 유방모양을 위한 다양한 조작이 쉽습니다. 원하는 모양의 보형물이 들어갈 공간을 정확히 만들수 있으며, 통증이나 출혈이 적어 회복기가 빠를 수 있습니다.

예전에는 흉터가 보이는 것이 두려워서 동양인에게는 많이 적용하지 않았지만 흉이 유방밑선에 가려지기 때문에 흉이 생각만큼 보이지 않습니다. 기혼인 경우 배우자간의 흉터에 관한 이해가 이루어진다면 유방밑 주름절개 방법이 좋을 결과를 볼 수 있습니다.

특히 가슴의 크기를 많이 크게 하기를 원하거나, 코헤시브 보형물중 거친표면(텍스쳐드)을 이용하여 수술하는 분의 경우 여러 가지 장점이 많은 수술이라 할 수 있습니다.

(4) 배꼽절개

배꼽 부위에 최소한의 절개를 통해 유방조직까지의 통로를 확보한 후 내시경을 이용하여 보형물을 삽입시켜 가슴을 확대해 주는 방법입니다.

이 절개법은 수술 후 팔을 사용하는데 큰 불편감이 없는 장점이 있는 반면에 식염수 보형물만이 사용가능하며 유두와 유방밑주름 사이의 거리가 짧을 경우 유방밑선을 충분히 낮출 수 없어 자연스러운 유방을 만들어주기 어렵습니다.

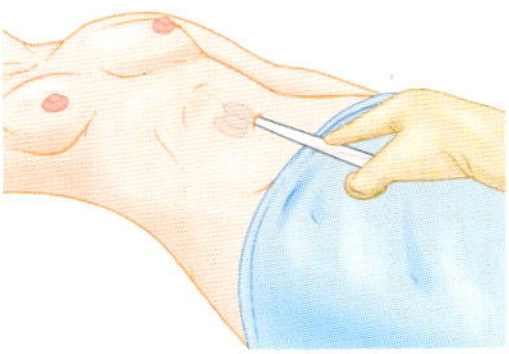

• 배꼽부위 박리

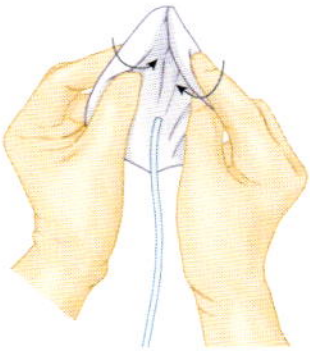

• 보형물 들어갈 포켓 만드는 과정

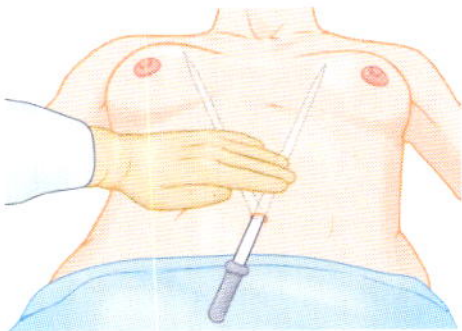

• 유방까지 터널을 만드는 과정

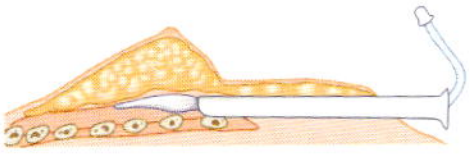

• 식염수 보형물을 빨대와 같은 기구에 장착하는 과정

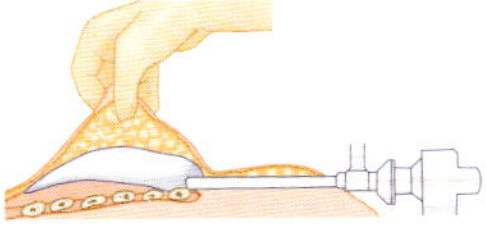

• 보형물을 부풀리는 과정

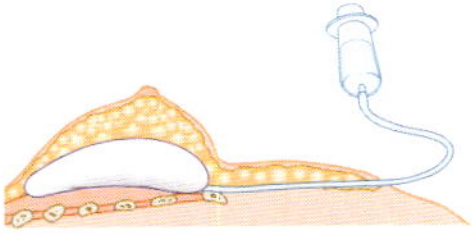

• 보형물을 삽입하는 과정

2. 보형물(임플란트)의 종류

유방확대술의 목표는 가슴을 '크게' 하는 것, 그 이상도 그 이하도 아니기 때문에 보형물의 선택에 정확한 지식이 필요합니다. 보형물을 선택할 때 가장 먼저 알아야 할 것은 수술 받은 가슴은 자신의 원래 가슴의 감촉과는 다르다는 것입니다.

최근에 여러 가지 새로운 보형물에 대한 정보들을 보다보면 '자연스러운' 이라는 말들이 많이 쓰이지만 어떤 보형물도 순수한 유방자체의 감촉을 따라갈 수 없습니다. 따라서 보형물을 선택하기 전에 감촉에 관한 문제는 반드시 알고 있어야 합니다.

보형물을 선택하는 기준은 모양, 탄력성, 촉감, 안전성 등이 있으며, 현재 국내에서 사용되는 보형물은 생리식염수, 코헤시브겔, 액상실리콘겔, 이중내강(더블루멘) 보형물이 있습니다.

1) 내용물에 따른 분류

(1) 생리식염수

미국의 FDA의 금지로 실리콘 겔 보형물이 1990년대 초에 사용할 수 없게 되자 이를 대체하면서 급성장하여 현재 전 세계에서 가장 많이 사용되는 보형물입니다. 실리콘 겔보다 점도가 약해 촉감이 조금 떨어진다는 것이 단점이지만 채워져 있는 내용물이 생리식염수로 보형물이 터지더라도 안전하며, 원하는 공간에 넣어준 후 부풀리기 때문에 작은 절개창을 통해 수술이 가능하다는 장점이 있습니다.

(2) 코헤시브 겔

실리콘 겔의 일종으로 마치 메밀묵처럼 응집력과 형상기억 능력이 있어 파열되어도

가 슴 성 형
바 로 알 기

식염수 보형물과 코헤시브겔의 장 · 단점

식염수 보형물과 코헤시브겔의 장 · 단점

보형물	장점	단점
식염수	• 절개부위를 최소화할 수 있다(2~3cm). • 미세한 볼륨의 차이를 조절할 수 있다. • 보형물이 터지더라도 체액과 같은 식염수라서 체내에 흡수되므로 안전하다. • 배꼽으로도 수술이 가능하다.	• 매우 마른체형의 경우 보형물 주위에 비닐 같은 주름이 만져질 수 있다(리플링현상). • 촉감면에서 코헤시브겔에 비해 조금 탱탱하다. • 보형물이 파손될 경우 그 형태를 유지할 수 없다.
코헤시브겔	• 매우 부드러운 촉감을 가진다. • 보형물 주위에 주름지는 현상이 매우 적다. • 보형물이 파손되더라도 형태가 유지된다.	• 미세한 볼륨의 차이를 조절해 줄 수 없다. • 절개선의 길이가 식염수에 비해 더 길다(5cm). • 파손되더라도 형태가 유지되므로 빠른 시일내에 알기가 어렵다(2년마다 MRI권장). • 구형구축의 확률이 식염수에 비해 조금 더 높을 수 있다. • 배꼽 절개로는 수술이 불가능하다. • 식염수에 비해 재수술이 복잡하다.

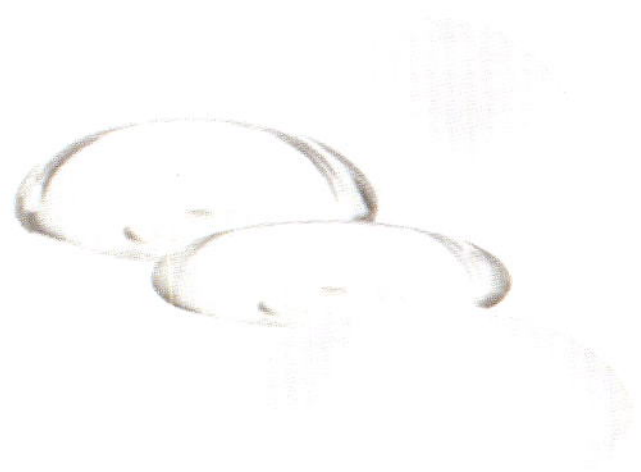

밖으로 유출되지 않는 특징을 가지고 있습니다. 1993년 미국 INAMED사에 의해 개발되었으며 자연스러운 촉감이 가장 큰 장점입니다. 2006년 11월 미국 FDA에서 Mentor사와 Mcghan(INAMED)사의 보형물에 대하여 승인을 받음으로서 미국, 유럽, 일본 등 많은 나라에서 정식허가를 받고 합법적으로 사용되고 있습니다. 현재 국내에서도 2007년 7월 19일을 기점으로 한국 식약청(KFDA)에서 두 회사의 제품에 대하여 정식수입품목으로 허가되어 환자들에게 더 넓은 선택의 폭을 제공하여 좀 더 좋은 수술결과를 얻을 수 있는 전기가 마련되었다고 할 수 있습니다.

젤을 싸고 있는 보형물의 막(shell)이 마모되더라도 내용물이 새어나가지 않기 때문에 가슴크기가 줄어들지 않아, 보형물의 껍질의 마모여부를 확인하기 위해 MRI를 2년마다 검사해 보실 것을 권장합니다.

(3) 실리콘

1960대 초 처음 개발되어 유방확대 수술의 효시가 되었으나 90년대 초 FDA의 제재로 사용이 보류된 후 장기간의 연구를 통해 1996년에 다시 재사용 승인을 받음으로써 프랑스 등 전유럽과 캐나다 등 전세계 여러 나라에서 이용되고 있으나 아직 미국, 우리나라 등은 재허가가 나지 않아 현재는 사용할 수 없습니다. 하지만, 일반적으로 알려진 것과는 다르게 실리콘 겔에 대해 유해성 여부가 밝혀진 것은 없습니다. 미국에서는 의료진의 충분한 설명 후 환자의 동의하에서 시술이 가능하며, 유방암 환자들에 있어서도 실리콘 겔 보형물은 사용되고 있습니다.

(4) 이중내강(더블루멘) 보형물

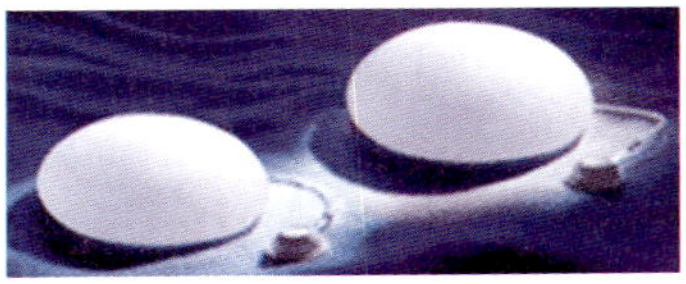

이중내강보형물이란 실리콘이나 식염수가 들어있는 주머니 속에 또 하나의 식염수 주머니가 들어 있는 보형물입니다. 안쪽에 있는 식염수 주머니는 관을

통해 밸브(포트)와 연결돼 있습니다. 보형물은 환자의 가슴 속에, 밸브는 겨드랑이 피부 속에 삽입되며 밸브를 통해 식염수 양을 조절함으로써 수술 뒤 유방의 모양과 크기 등을 조절할 수 있습니다. 내부의 식염수주머니를 둘러싸고 있는 바깥쪽 주머니에는 고정된 용량의 식염수나 혹은 인체에 퍼지지 않도록 고안된 실리콘겔로 채워져 있어 부드러운 촉감을 유지합니다. 보형물의 특징은 내부 식염수주머니에 연결된 밸브를 이용하여 주사기로 외부에서 식염수를 주입할 수 있어 수술 후에도 자유롭게 가슴의 볼륨을 조절할 수 있으며, 식염수의 주입량을 조절하여 일정기간 동안 조직 확장을 시킴으로써 자연스럽게 처진 형태와 촉감을 얻을 수 있다는 것입니다. 밸브를 제거하기 위해 2차 수술이 필요하며, 이로 인해 보형물이 들어가 있는 공간이 오염될 수 있다는 단점이 있습니다.

2) 재질에 따른 분류

(1) 부드러운 표면(smooth surface)

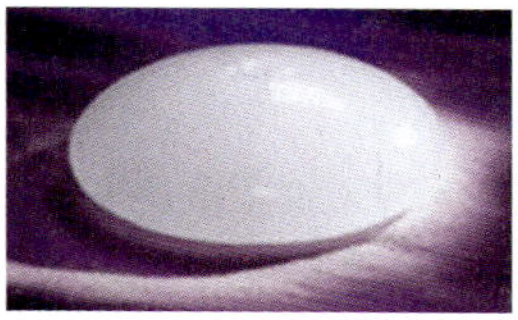

부드러운 표면 보형물은 표면이 매끈한 타입으로 촉감이 좋으며 수술시 위치 잡는데 유리하고 흉터를 최소화할 수 있는 장점이 있습니다. 또한 표면이 부드럽고 매끈하기 때문에 문제 발생시 비교적 쉽게 교정이 가능합니다. 반면 이론적으로 볼 때 피막이 형성되어 가슴이 딱딱해지는 구형구축이 생길 가능성이 있어 수술 후 마사지로 구형구축을 예방해야 합니다.

또한 수술 후 시간경과에 따라 중력 방향으로 처질 수 있으므로 그것을 염두에 두고 수술 및 술후 관리를 하여야 합니다.

(2) 거친 표면(textured surface)

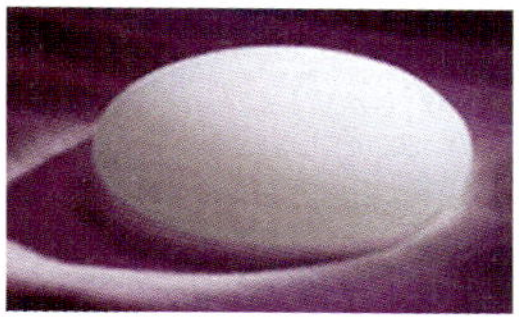

거친 표면 보형물은 표면이 꺼칠꺼칠한 짜임이 있어 이 사이로 조직이 자라 들어가 구형구축이 생기지 않고, 보형물을 넣어준 위치에 고정된다는 원리입니다. 수술후 몸속에서 보형물의 위치이동으로 인해 가슴모양이 변하는 것을 줄여주

며, 이론적으로 가슴마자시가 필요없게 되며 구형구축의 발생률이 낮습니다. 대신에 코헤시브 보형물을 사용할 경우 겨드랑이 절개로는 보형물 사이즈에 한계가 있어, 유륜이나 가슴밑선을 고려할 수 있으며, 부드러운 표면(smooth surface)에 비해 촉감이 좋지 않다는 단점은 있습니다. 하지만 흉곽 골격에 문제가 있어 넣어준 보형물의 위치가 이동할 위함이 있는 경우 이를 예방하기 위해 꼭 필요할 수 있습니다.

3) 모양에 따른 분류

(1) 둥근형

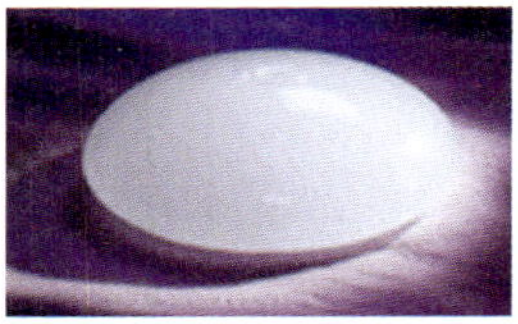

원반형의 모양으로 누워있을 때의 모양이 자연스럽습니다. 그러나 서있을 경우 둥근형이 조금 부자연스럽다는 단점이 있으나 실제 수술 후에는 시간의 흐름에 따라 중력의 영향으로 인해 둥근형도 자연스럽게 나온다는 것이 일반적입니다. 특히 나이가 들어 윗부분이 없어진 경우나 가슴형성이 아예 없는 대부분의 경우에서 매우 유용합니다.

(2) 물방울형

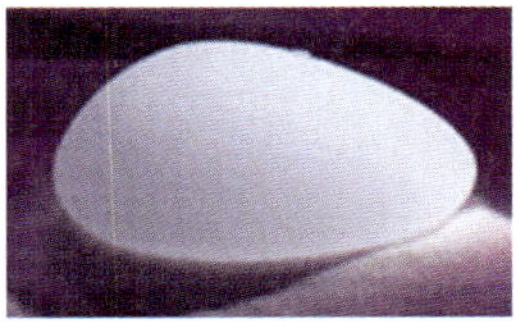

보형물이 물방울처럼 서있을 때의 실제 유방모습과 닮았기 때문에 서있을 경우 유방아래 부위가 풍만해서 자연스럽다는 장점이 있습니다. 이런 구조로 인해 자연스러운 곡선을 만들기 쉽고, 유방상부의 불룩함을 완충시키는 효과가 있으며, 유두점이 낮은 처진 가슴의 확대도 용이할 수 있습니다. 하지만 일부의 경우 누운 자세에서는 둥근형처럼 고르게 퍼지지 않아 좀 어색할 수 있다는 단점이 있어 정확한 시술이 요구되며 수술전 정확한 체형 분석이 필요합니다. 그리고 촉감이 둥근형에 비해 좀 더 단단한 느낌이 있습니다. 보형물의 특성상 유선조직이 거의 발달하지 않은 평평한 가슴이나, 하부의 유방조직은 부족하고 상부 유방조직이 융기된 경우, 처진가슴의 교정 등에 유용합니다.

4) 돌출정도에 따른 분류

같은 보형물이라도 넓이는 작고 돌출정도는 높은 돌출형(high profile type)과 넓이는 넓지만 낮은 돌출형(low profile type), 중간정도의 보통돌출형(moderate profile type)으로 나눌 수 있으며 흉곽의 크기와 가슴의 모양을 적절히 판단하여 선택하게 됩니다.

5) 크기에 따른 분류

제조사에서 제작하고 있는 보형물은 50~100cc의 아주 작은 보형물에서부터 700~800cc까지 아주 큰 보형물까지 다양한 크기의 보형물이 있습니다. 보형물의 크기는 흉곽의 넓이, 키, 몸무게와 기존의 유방의 크기와 본인의 취향 등을 종합하여 선택하게 되는데 한국 사람의 경우 대략 200~300cc사이에서 선택되는 경우가 일반적입니다.

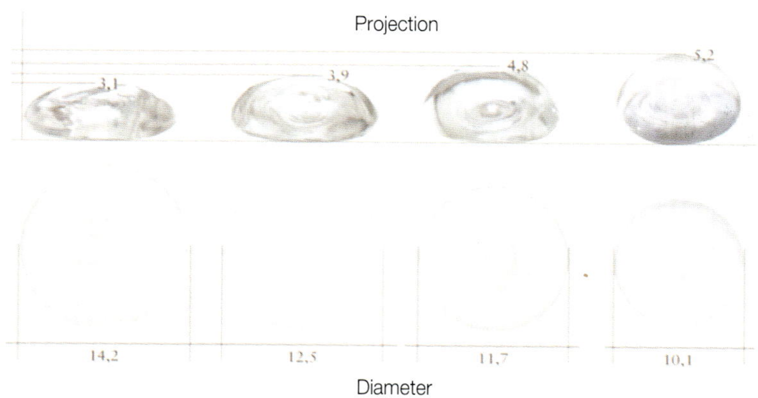

사이즈의 결정, 순간적인 만족보다는 더 장기적인 만족을 고려하자

보형물이 클수록 더 큰 가슴이 되고, 더 큰 가슴은 피부를 더 많이 늘어나게 하고, 더 큰 가슴은 결국에는 나이 들어 가슴 윗쪽이 비어있는 처진 모양이 됩니다.

유방확대수술을 한 가슴은 유방확대수술을 하지 않은 경우보다는 처지지 않을지도 모르지만, 보형물이 클수록 나이가 들면 더 처질 것입니다.

그럼 얼마만 한 가슴이 충분한가? 그 답은 다음의 두 가지 요인에 따라 달라집니다.

(1) 신체 전체와 가슴 사이즈와의 비율

(2) 개인의 가슴 조직과 피부의 특성이다.

유방확대 수술시 보통 2컵 정도를 늘리는 것을 권장합니다. 대부분의 경우는 수술 후 자신이 원하는 사이즈를 가질 수 있지만 그래도 가슴 사이즈는 키나 엉덩이 사이즈와 균형이 맞아야 합니다. 모든 여성의 피부는 어느 정도까지만 늘어날 수 있어서, 그 이상 과도하게 늘리면 피부가 손상되어 가슴을 지탱할 수 없어 처지고, 피하조직이 지나치게 팽창되어 얇아지고 위축되므로 사이즈 선택에 있어서 좀 더 신중해야 할 필요가 있습니다. 또한 큰 보형물을 사용할수록 기존의 가슴조직이 보형물에 눌려 위축될 수 있고 감각신경이 손상 받을 위험성이 커질 수 있습니다.

가슴이 매우 글래머러스해 보였으면 해요"

많은 환자들이 조직이 늘어나서 현재의 보형물에 적응이 되면 더 큰 보형물을 원하는 경우가 많습니다. 하지만, 더 큰 보형물을 삽입하였을 때의 결과에 대해 미리 걱정하는 환자는 거의 없습니다. 큰 보형물을 삽입한다고 해서 가슴 위쪽의 풍만함을 지속해서 유지할 수는 없습니다. 시간이 들고 나이가 먹으면, 가슴 아래쪽 피부가 늘어나서 가슴이 처지게 되어 위쪽의 풍만함은 반드시 사라지게 되어있습니다. 보형물이 더 클수록 가슴은 더 빨리, 더 많이 처지고, 보형물 가장자리가 보이거나, 접히고 당겨져서 생기는 주름이 보이거나, 가슴 조직을 얇아지게 만들고, 감각 소실 위험성이 커져서 결국엔 보형물을 제거해야만 하는 위험이 높아지게 됩니다. 진정 그럴만한 가치가 있을까요? 깊이 생각해 본다면 무조건 더 크게 만드는 것보다는 내 몸의 균형에 맞는 것이 더 좋습니다.

수술 후 촉감은 어떨까?

수술 후 보형물이 들어간 가슴은 실제 유방과 촉감이 비슷하지만, 절대로 순수한 가슴 자체의 촉감과 같을 순 없습니다. 실제 유방과 똑같은 자연스런 느낌의 가슴 촉감을 원한다면 유방확대술을 받지 않아야 합니다.

촉감을 결정짓는 요소는 다음과 같습니다.

① 유선이나 지방, 근육의 정도 - 보형물을 덮어줄 살집이 없는 마른 사람이 감촉이 좋지 않습니다.

② 보형물 종류 - 식염수 보형물은 실리콘과 코헤시브겔보다 감촉이 좋지 않습니다.

③ 크기 - 일반적으로 큰 보형물을 넣을수록 감촉이 떨어집니다.

④ 보형물 껍질 - 거친표면(textured)이 매끈한 표면(smooth)보다 감촉이 좋지 않습니다.

3. 보형물을 어느 공간에 넣어줘야 할까?

1) 가슴근육(대흉근) 아래

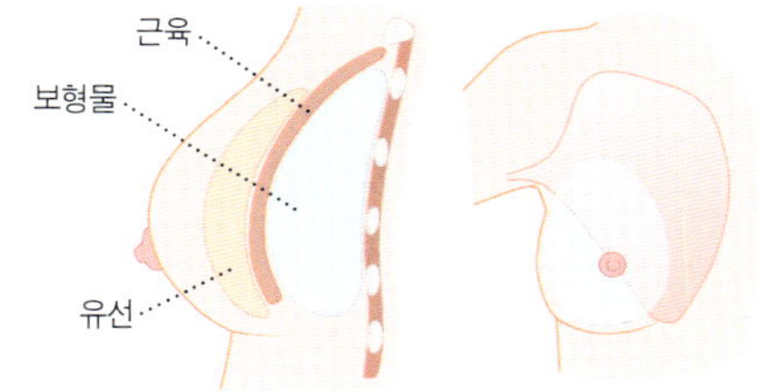

일반적으로 가슴조직이 빈약한 우리나라 여성에게 적합합니다. 보형물의 가장자리가 보일 확률이 적고 구형구축이 적으며 자연스러운 느낌이 좋습니다. 또 유방암 검사에 방해를 덜 받습니다. 하지만 시간이 지나면 보형물의 위치가 변형 될 가능성이 있으며, 가슴 근육이 수축할 때 보형물이 뒤틀릴 가능성도 있다는 단점이 있습니다.

2) 가슴근육(대흉근)과 유방조직 사이

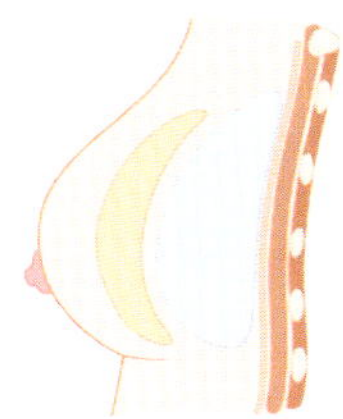

본래의 유방조직이 많거나 가슴근육이 발달한 경우에 선호됩니다.

근육 위에 넣게 되면 가슴 위쪽, 보통 우리가 말하는 아름다운 가슴골을 만드는 것이 조금 더 쉽습니다. 또한 가슴근육 아래에 보형물을 넣어준 경우 시간이 지날수록 보형물이 위쪽이나 바깥쪽으로 밀려나는 현상이 발생할 수 있는데 근육 위에 넣어줄 경우 이럴 가능성이 적습니다.

하지만 체형이 말랐거나 본래의 유방조직이 적을 때 시행한 경우에는 보형물의 윤곽이 보여 가슴수술을 한 표시가 나서 자연스럽지 못한 경우가 있고, 유방암 검사를 할 때 가슴근육 아래에 넣어준 경우보다 판독에 어려움을 주는 단점이 있습니다.

3) 근막하 삽입

최근 개발된 방법으로 가슴근육을 둘러싸고 있는 근막 밑에 보형물을 넣어주는 방법입니다.

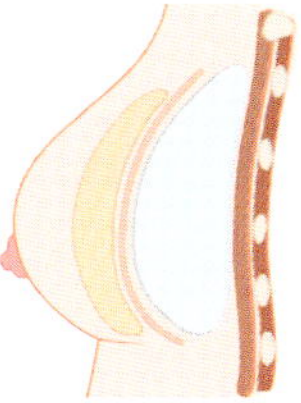

유방 확대술에서 가장 걱정스러운 합병증인 구형구축을 줄여주고 근육 아래에 보형물을 넣어줄 경우 생길 수 있는 가슴근육의 수축으로 인해 보형물이 위쪽으로 올라가거나 바깥쪽으로 이동하여 가슴모양이 나빠지는 경우를 줄여줍니다. 또 출산이나 수유로 가슴이 약간 처진 경우의 교정에도 좋은 방법입니다.

하지만 이 방법은 가슴조직이 어느 정도 있는 환자에서 수술이 가능합니다.

4. 내시경을 이용한 유방확대술

유방확대수술 시 자연스러운 모양을 만들어 내려면 무엇보다도 보형물이 들어갈 포켓을 얼마나 잘 만드느냐가 관건인데, 이중에서도 특히 대흉근이라는 가슴의 근육을 흉골과 늑골로부터 얼마나 잘 떼어 내느냐가 수술 후 유방의 모습을 좌우하게 됩니다. 기존의 수술법은 박리기구를 이용하여 이 근육을 떼어 내는데 눈에 보이지 않는 부위의 근육을 거칠게 뜯어내다 보니 출혈의 빈도가 높고, 근육의 분리가 완전히 안 되는 문제점이 있었으나 내시경을 이용하면 눈으로 직접 보면서 근육을 정확하게 분리하고 출혈을 지혈해 줌으로써 보다 안전하고 확실한 수술을 할 수 있는 장점이 있습니다.

이와 함께 내시경을 이용하면 작은 절개를 이용하므로 흉터 걱정이 없고, 내시경을 통한 정확한 박리를 통해 주위의 신경, 혈관 등의 손상을 최소화 할 수 있어 회복이 빨라 보다 더 일찍 활동할 수 있어 수술에 대한 환자의 정신적, 육체적 부담을 줄여주는 수술 방법이라고 할 수 있습니다.

내시경을 통한 가슴확대 수술의 장점은?

1. 내시경화면을 통해 신체내부를 보면서 전기소작기로 조직을 박리하기 때문에 보형물이 들어갈 공간을 정확하게 만들 수 있어 만족스러운 결과를 만든다.
2. 출혈 및 조직의 손상이 최소화 되어 수술 후 통증이 적고 회복이 빠르다(피주머니-흡인배출관 필요없음).
3. 적절한 박리와 출혈의 최소화로 2차 감염이나 구형구축 등 부작용을 최소화 할 수 있다.

내시경 수술기구

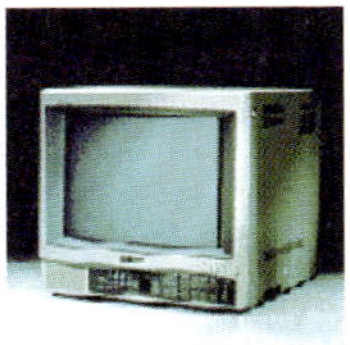

1. 내시경 모니터

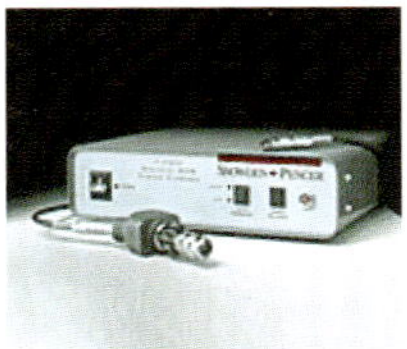

2. 3D내시경 카메라

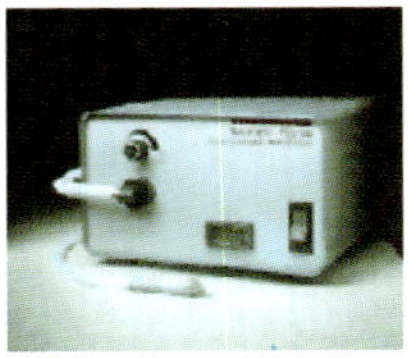

3. Light source

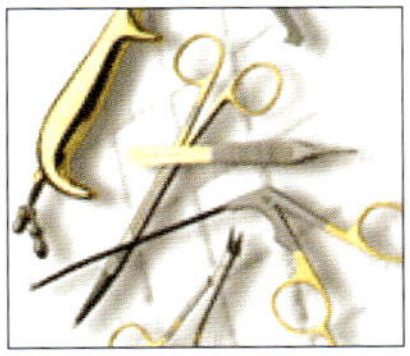

4. 내시경 기구

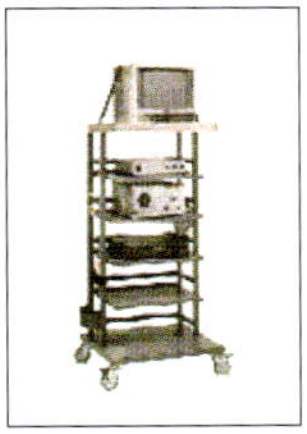

5. 내시경 장비

5. 자가지방이식을 통한 유방확대술

오래전부터 의사들은 자가지방이식을 가슴확대술에 사용하였습니다.

하지만 이식된 지방의 일부분이 괴사되어 흡수되는 과정에서 몽우리가 만져지거나 방사선촬영 검사상 미세한 석회화가 확인되었습니다. 이런 소견은 유방암 선별 검사시 유방암을 의심할 수 있는 소견으로 가슴확대를 위한 지방이식이 유방암검진을 어렵게 만들 수 있어 1987년 미국성형외과의사협회는 지방이식술을 이용한 가슴확대술에 부정적인 의견을 표현하였습니다. 이로 인해 최근까지 지방이식을 이용한 가슴확대술은 성형외과에서 금기시되어 왔습니다.

그러나 지방이식술의 발달로 지방괴사가 줄어들고 진단방사선과 의사들의 판독기술의 발달로 지방괴사에 의한 석회화와 유방암으로 인해 발생하는 석회화를 구별할 수 있게 됨에 따라 지방이식을 이용한 방법이 다시 관심을 받게 되었습니다.

1) 자가지방이식을 통한 유방확대 수술의 대상

- 유방의 사이즈를 100~150cc 내외 정도로 키우고 싶은 경우
- 유방 조직이 어느 정도 있고 피부가 너무 타이트 하지 않은 경우
- 원래 가슴이 작은 편이 아니고 나이들면서 윗가슴이 줄어서 처져 보이는 경우 또는 무리한 다이어트로 가슴이 꺼져 보이는 경우

2) 자가지방이식을 통한 유방확대 수술의 부적합 대상

- 유방조직이 거의 없는 경우
- 유방의 사이즈를 크게 변화시키고 싶은 경우(200cc이상)
- 지방채취의 공여부로 사용할 부위의 지방이 충분하지 않은 경우(총 지방량 최소 500~600cc 이상)

가슴성형 바로알기

자가지방이식을 통한 유방확대술의 장 · 단점

자가지방이식을 통한 유방확대술의 장 · 단점

장점	단점
• 자신의 복부, 허벅지, 둔부 등의 지방을 흡입하여 가슴에 주입하기 때문에 지방을 뽑은 부위의 몸매교정에 효과가 있다. • 촉감이 부드러워 자연스럽다. • 보형물로 인한 합병증이 없다(구형구축, 보형물의 파손, 마모, 만져짐 등).	• 한번에 넣어 줄 수 있는 지방이식의 양에 한계가 있다. • 지방의 일부가 흡수될 수 있어 추가시술이 필요할 수도 있다. • 충분히 돌출된 가슴모양을 만들기 어렵다. • 이식된 지방의 괴사로 인해 몽우리가 만져지거나 방사선 검사상 석회화가 나타날 수 있어 유방암과 구분이 필요하다(필요시 MRI나 조직 검사등이 필요할 수 있다).

3) 줄기세포 지방이식을 통한 유방확대술

최근 일반 지방조직에 다량의 성체줄기세포가 포함되어 있다는 것이 발견되면서 이식될 지방세포에 지방조직에서 채취한 성체줄기세포를 섞어 가슴에 주입하여 성체줄기세포가 이식된 지방세포 사이에서 지방세포로 분화되고, 새로운 혈관생성을 유도함으로써 한 번에 이식되는 지방세포의 양과 생착률을 높이는 방법이 새롭게 시도되고 있습니다.

또한 혈소판이 풍부한 혈장을 이식될 지방에 섞어줌으로써 이식된 지방의 생착률을 높여주려는 시도가 계속되고 있습니다. 이러한 혈장속에 농축된 혈소판 속에는 여러 가지 성장촉진인자들이 들어있어, 이식된 지방세포 사이에 지방세포로 분화되거나 콜라젠 등을 생성할 수 있는 세포들을 불러들이고, 새로운 혈관생성을 촉진시켜 줌으로써 이식된 지방의 생착률을 높여주는 역할을 합니다.

※ 지방조직에서 유래된 줄기세포(ASC, ADSC; Adipose-Derived Stem Cell)

줄기세포(stem cell)란 무한한 자기증식(self-renew)기능이 있으면서 경우에 따라 다른 기능의 세포로 분화(differentiation)할 수 있는 여러 기능을 가진 세포입니다. 배아줄기세포와 성체줄기세포로 나뉘어집니다.

- 배아줄기세포는 생명의 시초가 되는 배아의 발생과정에서 추출한 세포로 모든 조직의 세포로 분화할 수 있는 능력을 지녔으나 아직 분화되지 않은 세포로 증식과 분화의 능력이 막강하여 조절하기 어려워 종양이 발생할 수 있는 등 안정성에 문제가 있으며 법적, 윤리적인 문제가 있어 다루는데 많은 어려움이 있습니다.
- 성체줄기세포란 골수, 말초혈액, 제대혈, 피부, 지방 등 출생 후 몸의 여러 조직에 존재하면서 분화가 진행되지 않은 채로 유지하다가 필요시 주변 조직의 특성에 맞추어 분화하는 능력이 있는 세포로 비교적 특정조직으로 분화되는 경향이 있어 의학적으로 다루기가 용이하여 최근 관심을 받고 있습니다.

골수에서 채취한 성체줄기세포는 이미 임상적으로 혈액암의 치료에 이용되는 등 많은 부분이 밝혀져 있으나 채취할 수 있는 양이 적고, 시술이 고통스러우며 값비싼 시설이 필요하다는 단점이 있었습니다.

하지만 최근 지방조직에서 줄기세포의 특성을 가진 세포가 존재한다고 알려지면서 학계에 파란을 일으켰습니다. 지방조직으로부터 줄기세포의 추출은 적은 비용으로 비교적 손쉬운 과정을 통해 한 번에 많은 양을 얻을 수 있기 때문입니다. 이러한 지방유래 줄기세포는 지방이식 시 지방세포의 생착을 돕는 것으로 밝혀졌습니다.

아직까지는 미용적으로 볼륨을 증가시켜 줄 목적으로 지방이식술을 시행하고 있으나 가까운 미래에는 여러 질병의 세포치료를 위해 지방이식을 시행하는 경우도 있으리라 예상됩니다.

※ 혈소판이 풍부한 혈장(PRP; Platelet Rich Plasma)

혈액을 뽑아 원심분리기를 이용하여 분리하면 혈구와 혈장으로 나뉘어 지는데, 이때 분리된 혈장의 하단부에 혈소판이 풍부하게 함유된 혈장부분을 혈소판이 풍부한 혈장이라고 합니다.

혈소판 내에는 여러 성장인자(PDGF, TGF, EGF, IGF, etc.)들을 함유하고 있으며 혈소판의 활성화에 의해 밖으로 배출되어 상처의 치료와 재생을 도와주며, 신생혈관 유도와 콜라젠 생성을 촉진하여 피부노화 예방에 도움을 주는 등 여러 가지 역할을 합니다.

자신의 혈액에서 추출하기 때문에 에이즈나 B형, C형 간염과 같은 바이러스성 질환의 전염을 걱정하지 않아도 되며, 경제적이고 즉각적으로 사용이 가능하며 필러처럼 직접 주입할 수 있고 레이저, 지방이식, 줄기세포를 포함한 지방이식 등 다른 시술과 함께 사용할 수 있다는 장점이 있습니다.

6. 최소의 통증과 안전한 마취

1) 수술은 아프지 않을까요?

많은 환자분들이 가장 궁금해 하는 것 중의 하나입니다.

사실 과거의 유방확대술은 가슴근육의 부착부위를 무디게 떼어내기 때문에 수술 후 상당히 아팠습니다. 하지만, 최근엔 내시경을 이용한 수술방법, 마취기술의 발달과 다양한 진통제의 사용 등으로 수술 후 통증이 많이 감소하였습니다.

수술 후 통증에 가장 큰 영향을 미치는 것은 다른 무엇보다도 수술기술 또는 기법입니다.

정확하고 효과적인 수술을 시행하여 환자의 조직손상을 최소화하는 것이 가장 중요합니다.

내시경을 이용하여 신경이나 혈관의 손상을 최소화 하면 진통제를 많이 쓸 필요도 없고 회복도 빠를 수밖에 없습니다. 또한 구형구축과 같은 심각한 부작용을 줄이데 중요한 역할을 합니다.

2) 무서워요. 수술이나 마취는 안전할까요?

수술을 안전하게 하기 위해서는 환자가 기존에 앓고 있는 병이나 먹고 있는 약물 같은 과거병력부터 현재의 상태를 알 수 있는 종합혈액검사, 소변검사, 심전도, 흉부 x-선 촬영 등 환자의 상태를 포괄적으로 미리 점검해야 합니다.

전신마취는 비교적 안전한 마취입니다. 하지만 전신마취가 안전하려면 그 전에 반드시 필요한 것이 있습니다.

바로 환자상태에 대한 충분한 검사입니다.

이런 일련의 과정이 환자에게는 부담스럽고 성가시게 느껴질 수도 있습니다. 하지만 유방확대술도 맹장수술이나 골절수술처럼 일반적인 수술이 가지는 위험을 똑같이 가지기 때문에 보다 안전하고 만족스러운 결과를 얻기 위해서는 꼭 필요한 과정입니다.

검사 후 검사결과에 따라 내과적인 검사나 유방외과적인 검사상 정상범위가 아닌 경우 내과전문의나 유방외과 전문의의 소견을 들어보는 과정도 매우 중요합니다.

검사결과에 따라 수술이 연기되거나 취소가 되더라도 이러한 과정은 매우 중요하답니다.

가슴성형을 위해서는 마취과 전문의가 상주하고 있는 병원을 선택하셔야 합니다.

전담 마취전문의가 상주하여 수술의 모든 과정과 수술전 준비와 마취후 회복까지 함께 하여야 합니다.
환자가 고통없이 빨리 회복할 수 있도록 도와주며, 수술후 일상복귀나 전체적인 회복시간도 단축시켜 수술의 만족도를 높일 수 있습니다.
아울러 수술 전에 보다 안전하고 만족스러운 결과를 얻기 위해서는 유방암 검사를 비롯한 종합혈액검사, 소변검사, 심전도, 흉부 X-ray촬영 등 환자의 상태를 포괄적으로 미리 점검하여야 합니다.
환자 1인당, 마취과 전문의 1명의 전담관리 시스템이 이루어져 있는지 확인을 하고, 환자의 의식이 돌아오고 회복되는 모든 과정을 마취전문의가 직접 전담 관리를 하는지 꼭 확인해야 합니다.

7. 수술 후의 부작용

1) 구형구축(가슴이 딱딱해져요)

유방확대술에서 나타나는 특징적인 부작용입니다.

우리 몸에 의료장치나 이물질 등이 들어오면 그 주변에 피막(캡슐)이라 불리는 막을 형성하게 되는데, 보형물 주위에 피막이 과도하게 발생하여 심하게 수축하면 보형물이 눌려 마치 야구공처럼 동그랗게 모양이 변하고, 딱딱해지며, 위치까지 이동할 수 있습니다.

이를 예방하기 위해서는 정기적으로 유방검진을 전문의에게 받아보는 것이 좋으며, 6개월 정도의 꾸준한 가슴마사지가 도움이 되지만 마사지가 구축을 100% 예방하지는 못합니다.

구형구축의 가능성이 의심 될 때에는 정기적인 검진을 통해서 지속적으로 변화를 확인하고 약물복용이나 외부초음파 같은 예방 프로그램을 통해 보다 적극적으로 대비하게 됩니다.

만약 심한구축이 발생한 경우에는 재수술을 통해서 피막을 제거하고 보형물을 교체해 주는 경우도 있습니다. 생리식염수 보형물의 구형구축 발생률은 1% 내외입니다.

(1) 발생시기

수술 후 대략 4~8개월 걸립니다. 6개월 이내에 생기는 경우가 60%, 6~12개월 사이에 생기는 경우가 30%, 매우 드물게 3~4년이 지난 후에 갑작스럽게 발생하는 경우도 있습니다.

(2) 발생원인

혈종이나, 괴사된 조직, 실리콘의 이물반응, 박테리아에 의한 감염, 수술장갑의 파우더 가루, 체질변화(면역저하) 및 다른 자극 등에 의해 나타날 수 있습니다. 또 수술 후 마사지 같은 관리를 제대로 하지 못한 경우에도 발생합니다.

(3) 발생률

구형구축의 위험은 보형물의 종류, 보형물 껍질의 특성, 내용물의 재질에 따라 달라지지만 거친 표면의 식염수 보형물에서 발생할 확률은 2~5% 정도라는 보고가 있습니다. 100명 중 2명에서 5명의 환자의 한쪽 가슴 또는 양쪽가슴에서 구형구축이 발생한다는 의미입니다. 하지만 의사의 수술기술 및 수술환경, 보형물의 형태에 따라서 발생율은 얼마든지 낮아질 수 있습니다.

(4) 구축의 정도

- Grade I 의사와 환자 모두 부드럽고 완전히 자연스럽다고 느낀다.
- Grade II 유방이 덜 부드럽고 보형물이 만져질 수 있으나 눈에는 보이지 않아는 경우로 환자 자신은 별로 불만족스러워 하지 않는다.
- Grade III 유방이 조금 더 단단하며, 보형물이 쉽게 만져질 수 있고, 눈에 보일 수 있는 경우로 환자도 그것을 느낀다.
- Grade IV 유방이 매우 단단하고 눌리면 아프고 통증이 있고, 차가우며, 외관상으로도 일그러진 보형물이 보이는 경우로 누가 보아도 보형물이 들어있음을 알 수 있다.

I급과 II급 정도일 때 비교적 만족스러운 수술이라고 할 수 있습니다.

III급과 IV급 정도로 단단해졌을 때는 보형물 주위의 막을 수술로 제거하거나 유방의 유선 바로 밑에 보형물을 넣었다면 가슴근육 밑으로 갈아 끼우는 등 여러 가지 치료법으로 문제를 해결할 수 있습니다.

2) 보형물의 유출과 파열(수술 후 크기가 줄어들었어요.)

각각의 보형물은 장점과 단점이 있어서 어떤 것이 특별히 우월하다고 말하기는 힘듭니다.

또 보형물이라는 것이 안전하고 꽤 강하지만 100% 영구적이라고 말할 수도 없습니다. 시간이 지나면 미세하나마 보형물의 강도가 떨어지기 마련입니다.

보형물의 수명이 얼마인가라고 묻는다면 대체로 15년 정도라고 말할 수 있습니다. (10~15년 안에 재수술할 확률이 대략 3~5% 정도로 알려져 있습니다. - Mentor와 McGhan (INAMED)사의 통계자료).

하지만 개개인의 차이가 커서 평생을 문제없이 유지되는 환자도 많고, 보다 짧은 수명을 보이는 경우도 있기 때문에 정확한 수치를 말하기는 어렵습니다.

병원에서 할 수 있는 최선은 안전도가 검증된 보형물을 사용하여 보형물의 유출이나 파열의 확률이 낮은 보형물을 선택하는 것입니다(FDA가 인증한 두 개 회사 Mentor와 Mcghan(INAMED)사의 안전도가 검증된 정품만을 사용하게 됩니다).

확대 수술시 사용되는 보형물은 1톤 이상의 무게를 견딜 수 있도록 고안되어 있어 아주 심한 충격이 아닌 일상적인 활동이나 운동, 유방암 검사시 X-ray 촬영 등으로는 쉽게 파손되지 않습니다.

유출은 보형물의 껍질이 터지진 않은 상태에서 보형물의 내용물이 조금씩 새는 것이고, 파열은 껍질이 터져서 보형물의 크기가 급격히 줄어드는 것입니다. 흔히 '터졌다' 고 하는 파열은 매우 드물게 발생합니다. 원인은 여러 가지가 있지만 수술 직후에 발생하는 경우에는 수술 과정에서 손상이 발생한 경우의 가능성이 높지만, 어느 정도 시간이 지난 뒤 발생한 경우에는 잘못된 관리로 인한 경우가 많습니다.

유출의 원인으로 식염수 보형물의 밸브장애(밸브의 틈새로 새로운 미세조직이 자라 들어가는 현상)가 가장 많습니다. 파열의 경우는 보형물의 강도가 생각보다 강하지만 날카로운 물체나 교통사고와 같은 순간적인 심한 충격에 파손되는 경우로 주의해야 합니다.

유출과 파열 모두 드물게 생기지만 일단 발생하면 보형물을 교체해 줘야 합니다. 물론 내용물이 식염수나 코헤시브겔, 실리콘겔 어떤 것이든 우리 인체에는 전혀 무해하다는 것이 여러 논문을 통해 충분히 밝혀져 있으므로 안전성 면에서는 전혀 걱정하실 필요는 없습니다.

3) 비대칭(양쪽이 달라요.)

모든 여성이 그렇듯이 유방의 양쪽 사이즈가 다른 것은 정상입니다. 수술 전에 사진촬영 등으로 본인의 가슴상태를 잘 아는 것이 중요합니다. 미세한 사이즈나 모양을 교정하고자 단순히 작은 쪽 가슴에 보형물이나 필러를 더 넣게 되면 가슴 위쪽의 모양의 차이가 사이즈 차이보다 눈에 더 띌 수도 있답니다. 또 수술직후에 발생한 비대칭은 수술하는 동안 유선조직과 주위 인대, 근육 등에 손상으로 일시적으로 부어있어 발생하는 경우가 많기 때문에 대부분 시간이 지나면서 붓기가 빠지고 보형물이 자리를 잡아가면서 해결됩니다. 또한 기존에 가지고 있던 흉곽골격의 비대칭, 유두 유륜의 위치 및 크기의 비대칭, 유방조직의 양이나 모양의 비대칭, 척추의 바르지 않음 등은 수술 후에도 그대로 남게 됩니다.

4) 리플링(보형물이 만져져요.)

간혹 환자들 사이에서 보형물이 만져지는 경우가 있습니다. 이는 살집이 없고 마른사람 일수록 더 강하게 느낄 수 있습니다. 생리식염수 보형물에 과도하게 식염수를 채워 넣었을 때 발생하기도 하고 피막의 크기가 작거나 시간이 지나면서 피막에 변화가 와서 보형물이 접히는 경우 등 여러 원인이 있습니다. 피막에 변화가 와서 발생하는 경우에는 재수술을 받아야 하는 경우도 있고 식염수 보형물이 아닌 코헤시브겔을 사용하면 발생 빈도가 좀 줄어들 여지는 있지만 완전히 피할 수는 없습니다.

5) 일시적 감각 저하 및 상실(유두에 감각이 떨어져요.)

일시적으로 이런 현상이 발생하기도 하지만, 대개 6~12개월이 지나면 감각을 되찾게 됩니다. 삽입하는 보형물을 크게 넣으려 할수록 신경이 늘어나게 될 가능성이 높아지게 됩니다. 매우 드물지만 2년이 지나도 감각이 돌아오지 않으면 감각 상실이 된 것으로 봐야합니다. 하지만 내시경의 사용은 이러한 손상을 혁신적으로 줄일 수 있는 방법입니다.

6) 흉터(비후성 반흔)

가슴확대 수술시에 절개선의 흉터는 대개 눈에 잘 띄지는 않는 부위이며 6~8개월 정도 시간이 지나면 옅어지는 경우가 대부분입니다.

흉터가 눈에 거의 띄지 않지만 환자 본인이 비후성 반흔이 잘 생기는 피부의 특성을 가지고 있다면 간혹 튀어 올라오는듯 한 비후성 반흔이 생기기도 합니다. 이런 경우에는 미리 예측이 불가능하고 환자 본인의 체질에 관한 문제로 발생한다는 것을 알고 있어야 합니다. 만약 켈로이드 피부나 비후성 반흔이 남는 경우 흉터 완화 패치나 연고, 주사요법 등으로 호전시킬 수 있으며 심한 경우 흉터제거수술로 효과적인 교정이 가능할 수 있습니다.

7) 출혈, 염증, 감염, 부기나 멍

이는 모든 수술의 발생 가능한 합병증이며 예측하지 못한 증상이 나타날 경우 바로 병원에 문의하는 것이 좋습니다.

8. 수술 전 주의사항

1. 과거나 현재 가지고 있는 질병(당뇨, 고혈압, 정신과 치료, 간염, 결핵, 신장병 등의 지병)이나 항생제의 부작용, 알레르기, 과거 전신마취시 경험 등은 구체적으로 알려 줘야 한다.
2. 수술 3일전에는 어떠한 종류의 약(아스피린, 한약, 비타민제, 영양제, 간장약 등)도 복용하지 않아야 한다(단, 혈압약, 당뇨약, 빈혈약 등은 계속 복용해야 된다).
   - 약물은 예상치 못한 출혈이나 피고임 등을 유발할 수 있다.
3. 수술 8시간 전부터는 어떠한 종류의 음식물 및 물도 섭취하지 않아야 한다(혈압약과 약복용을 위한 약간의 물은 먹어도 됨). - 위장에 음식물이 남아 있을 경우 마취 중에 폐로 넘어가 폐렴이 될 수 있다.
4. 담배는 상처회복을 저해하고 염증 등의 부작용을 일으킬 수 있어 수술 전 2주부터 수술 후 3주 까지는 금연해야 한다. 또한 수술전날 과음을 하면 절대 안 된다.
5. 수술 당일 가능한 편한 앞트임 복장이 수술 후 옷 입기가 편하다.
6. 보호자와 동반하는 것이 좋으며 만약 혼자 오실 경우 수술 후 자가운전은 위험하므로 직접 운전하지 않도록 한다. 움직일 수는 있지만 집중력이 분산되어 위험하고, 술후 출혈을 일으킬 수도 있다.
7. 액세서리나 귀중품은 가급적 가져오지 않는다.
8. 수술당일 비누목욕과 샴푸를 꼭 하고 화장은 하지 않고 와야 한다.
9. 매니큐어나 페디큐어도 제거해야 한다.
10. 수술부위와 가까운 겨드랑이는 제모하고 와야 한다.
11. 생리중인 경우 부기나 멍이 더 지속될 수 있으므로 수술날짜는 생리기간을 피하는 것이 좋다. 하지만, 예약한 날짜와 겹치더라도 수술의 결과에 크게 지장이 있는 것은 아니므로 너무 걱정하지 않는다. 호르몬제 복용은 유선크기에 변화를 줄 수 있어 수술결과가 달라질 수 있으므로, 호르몬제 복용은 금지해야 한다.

9. 수술 후 주의사항

1. 수술직후 마취시 사용되는 산소튜브로 인해 목이 조금 아플 수 있다. 하지만 기침을 많이 해서 폐속에 있는 가래가 빨리 제거가 되도록 해야 회복도 빨라진다(헛기침을 하면 폐기능이 활성화된다).
2. 가습기를 사용해서 목이 건조하지 않도록 한다.
3. 복식호흡을 한다. 가슴근육의 긴장을 완화시키고 통증이완에도 도움이 된다.
4. 수술 후 48시간 정도는 절대 안정하시는 것이 좋으며 1주일까지는 팔을 무리하게 쓰지 않는 것이 좋다.
5. 수술부위가 나아가는 동안 조금 가려울 수 있는데 있는데 이때 절대 긁거나 문지르지 않는다. 수술부위가 변형되거나 풀릴 수도 있기 때문이다.
6. 수술 후 6주간 일자형 탄력밴드를 가슴윗부분에 계속 착용해야 한다(24시간 착용이 원칙).
7. 수술 후 첫 7일간은 항생제치료와 소독, 경과확인을 위해 3~4차례 내원해야 한다.
8. 샤워나 가벼운 목욕은 4~5일 이후에 가능하며 수술 후 1주일 후에 봉합사를 제거하게 된다.
9. 술, 담배는 염증은 유발할 수 있으므로 2~3주 동안은 금해야 한다.
10. 찜질, 사우나, 과격한 운동은 혈관을 확장하여 출혈을 일으키거나 수술모양을 변형시킬 수 있으므로 3주 동안은 조심해야 한다. 걷는 것은 괜찮지만 빠르게 오래 걷는 것은 좋지 않다.
11. 2주 동안은 무거운 물건(5kg 이상의 물건)을 들어 올리거나 심하게 잡아당기는 것은 피해야 한다.
12. 정기검진 날짜를 정확히 지켜 수술상태를 확인 하는 것이 좋다.
13. 사용한 유방 보형물의 제조회사, 상품표시증, 종류, 상품번호 등을 받아 보존하도록 한다.
14. 의사가 하지 말라고 하는 것은 무엇이든지 하지 말아야 한다.

1) 수술 후 가슴마사지

수술 후 7일째부터 시작하여 수술 후 6~8개월까지는 하루 4~5회씩(아침, 점심, 저녁, 취침전) 15~20분 정도씩 자가 마사지를 꼭! 해야 합니다.

수술후 1~3개월이 가장 중요하며 그 중에도 수술후 첫 한달이 더더욱 중요합니다. 이때에 제대로 하는 마사지 1번은 시간이 지난후에 하는 마사지 100번과도 비교할 수 없습니다.

병원마다 마사지 기간이나 방법에 관한 내용이 조금씩 다를 수 있지만, 중요한 점은 유방확대수술 후 구형구축을 막기 위한 방법 중에 마사지가 상당한 효과가 있다는 점입니다.

딱딱해진 가슴을 원하는 여성이 아니라면 확대수술 후 마사지를 얼마나 부지런히 정기적으로 하느냐에 따라 수술 후 만족도나 결과에 있어서 차이가 많이 날 수 있습니다. 또한 마사지는 아름답고 자연스러운 모양으로 자리를 잡는데도 효과가 있습니다.

유륜절개 유방확대 수술 환자분의 경우는 15일간 마사지를 금하며, 특수브라를 제작하여 착용하게 됩니다(마사지의 방법이나 보정속옷의 착용 시기는 개인마다 차이가 있을 수 있어 병원의 지시에 따라 하시면 됩니다).

마사지의 방법은 수술후 가슴의 상태에 따라 하는 방법이 달라질 수 있습니다.

병원에 지시에 따라하는 것이 중요하며, 수술후 정기적인 가슴의 상태에 대해 검진을 받고 그 상태에 맞는 마사지나 브라, 주의사항에 대해 교육을 받으시는 것이 중요합니다.

2) 유방확대 수술 후 브래지어 착용 방법

주의!!

수술 후 7일 후부터는 스포츠 브래지어를 착용하시는 것이 좋으며 일반 브래지어의 경우 대개 와이어가 달려 있는 경우가 많은데 와이어는 수술 후 가슴의 모양을 변형시킬 수 있기 때문에 최소 6~8개월간은 착용하시지 않는 것이 좋으며 스포츠 브래지어의 착용은 2년 정도 권장하고 있습니다.

와이어가 있는 경우 브래지어 끝을 살짝 절개하면 와이어를 뺄 수 있는데 예쁜 브래지어를 착용하기 원할 경우에는 와이어를 빼고 사용 하셔야 합니다.

수술 후 6~8개월 이전에 가슴을 모아주어야 할 의상을 입을 때에는 와이어가 없는 실리콘 브래지어를 착용하여 가슴을 모아주는 것이 좋을 수 있으며 운동시에는 꽉 조이는 헬스탑을 착용하시고 2개를 덧입으셔도 좋습니다.

3) 유방확대 수술 절개부위 관리방법

주의!!

수술 후 대개 7일째부터 절개 부위에 종이 반창고를 6~8개월 동안 붙여야 흉이 덜 남아 빨리 아물게 됩니다(첫 1~3개월이 가장 중요합니다).

방심하시면 흉이 크게 남을 수 있으니 수술 후 관리가 무엇보다도 중요합니다.

종이 반창고는 미세한 구멍이 있어 공기와 물이 서로 통하므로 세수, 목욕, 화장, 사우나 시에도 그대로 붙여두시면 됩니다. 그리고 10일~2주 정도마다 교체해 주시면 됩니다(여름철이나 땀이 많이 난 경우 2주 이상 너무 오래 붙이시면 습진이 생길 수 있기 때문에 교체시기를 적절히 조절하시는 것이 좋을 수 있습니다).

창상이 벌어지려고 하는 힘에 의해 흉이 발생하므로 그 힘에 반작용하도록 창상 방향과 직각으로 주변 조직을 모아주면서 붙이십시오(서로 1~2mm 정도 겹쳐 붙이면 힘도 잘 받고, 떼어낼 때에도 창상과 평행한 방향으로 한번에 떼어낼 수 있습니다).

가슴 마사지법

가슴마사지 방법이나 시기는 수술시 절개위치나 보형물의 종류, 수술후 상태 등에 따라 달라질 수 있으므로 마사지 방법은 수술을 한 병원에서 정확한 교육을 받으시는 것이 가장 좋습니다.

1. 가슴밴드 사용(수술후 6주간, 24시간 착용)

끈 없는 한복치마를 입는 것과 같이 가슴 위쪽으로 (밴드의 끝자락이 유두에서 5cm정도 위쪽으로 위치하도록) 가슴밴드가 흘러내리지 않도록 조여서 사용합니다. 너무 느슨하지도 너무 강하게 조이지도 않을 만큼, 숨쉬기 답답하지 않도록 사용하면 됩니다.

마치 풍선을 불어 위쪽을 누르면 백이 불룩하게 아래로 퍼지는 것 같이 보형물이 눌리기 때문에 구형구축 예방에 큰 도움이 되며 24시간 동안 할 수 있는 좋은 마사지입니다.

2. 엎드려 눕는 마사지(1회 10~15분, 1일 4~5회, 6~8개월간)

딱딱한 마루 바닥이나 침대 사용 시에는 두꺼운 앨범이나 견고한 쟁반 등을 올려놓은 상태에서 大자로 편안하게 몸을 맡기듯 누워계시면 됩니다. 밴드사용 기간 동안은 밴드를 착용한 상태에서 누워계시면 됩니다. 백이 360도 사방으로 눌리기 때문에 아주 좋은 마사지가 됩니다.

직장생활 중에 누워 있기가 어렵다면 딱딱한 수첩이나 받침 등을 이용하셔서 시간이 날 때마다 자주 눌러주시면 좋습니다.

3. 내리는 마사지(하루 20회(1회 × 4~5번), 20초씩, 20일 동안)

마사지를 할 때에는 단지 피부만 살짝 만져주는 것이 아니라 뼈를 만진다는 느낌으로 위에서 아래로 20초간 밀어주게 됩니다. 양 손날을 이용하여 힘껏, 백이 터지지는 않을까? 할 정도로 백을 아래로 밀어 내린다는 느낌으로 하시면 됩니다.

화장실에 가실 때 또는 시간이 날 때마다 자주 해 주시면 좋습니다.

4. 상하, 좌우 마사지(하루 20회(1회 × 4~5번), 20초씩, 6~8개월간)

한쪽 유방씩, 양 손의 손목과 손바닥을 이용하여 한손은 좌에서 우로, 다른 한손은 우에서 좌로 동시에 밀어서 백이 눌릴 정도로 20초간 밀어주게 됩니다. 내리는 마사지가 20일 정도에서 끝나면 상하도 마찬가지로 한손은 위에서 아래로, 다른 한손은 아래에서 위로 동시에 밀어주게 됩니다.

이때에도 피부만 미는 것이 아니라 뼈를 만진다는 느낌으로 백을 상하, 좌우로 누른다는 생각으로 마사지를 하게 됩니다. 상하좌우해서 각 20초 동안이 1회이며 4~5번 정도로 나누어서 하루 20회씩 하게 됩니다.

수술 후 2주일까지는 마사지할 때 약한 통증을 느낄 수 있습니다.
보통 6~8개월간 딱딱해지지 않도록 꾸준히 마사지를 해주는 것이 좋습니다.

가슴확대 수술 전후사진

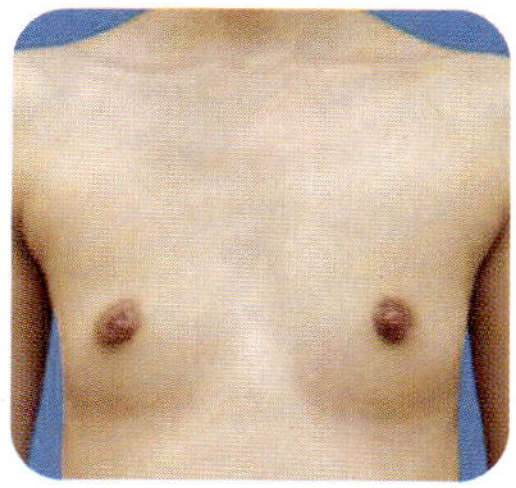

가슴확대 **당일**

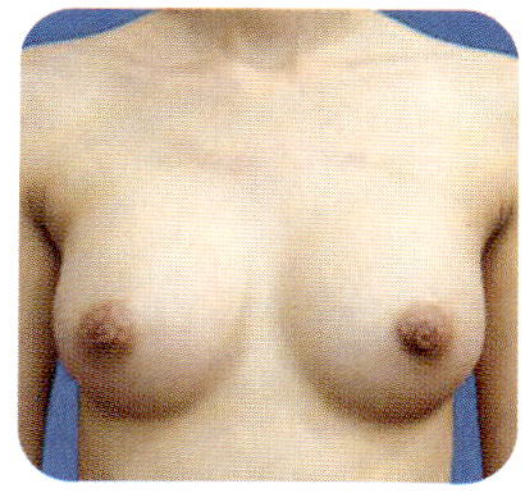

가슴확대 **1개월**

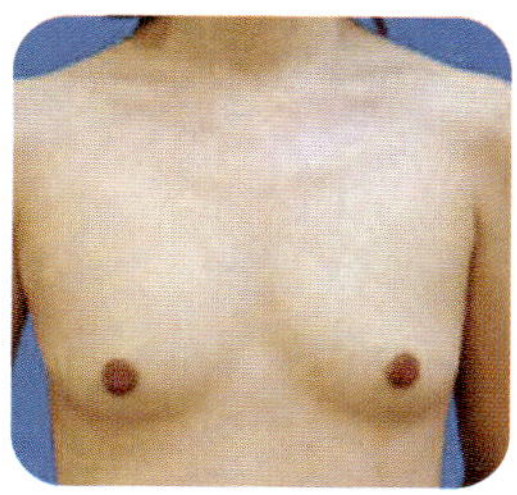

가슴확대 **당일**

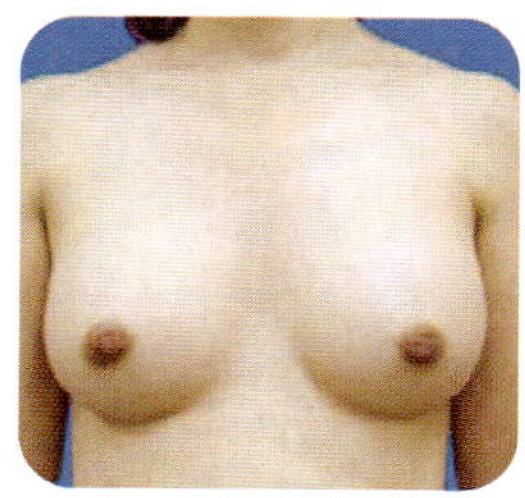

가슴확대 **9개월**

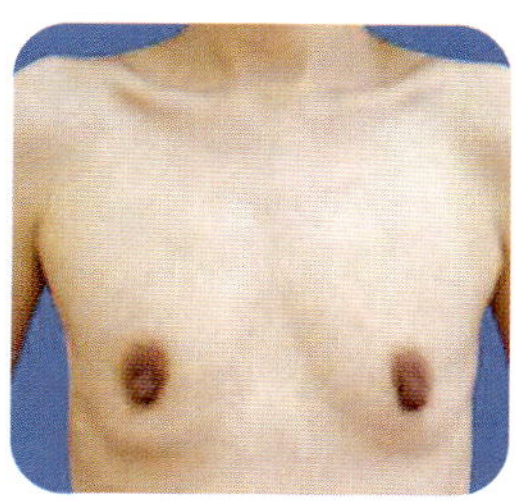

가슴확대 **당일**

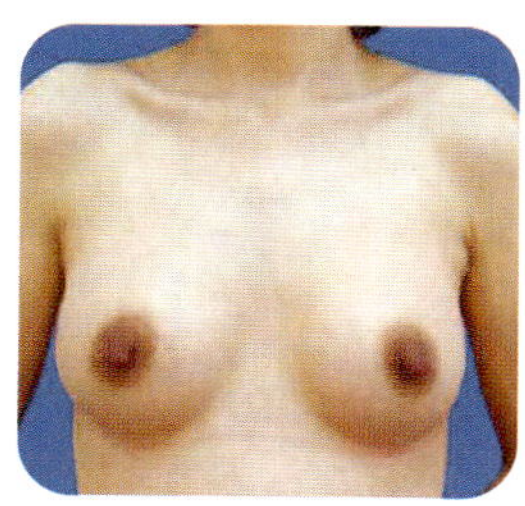

가슴확대 **2개월**

가슴확대 수술 전후사진

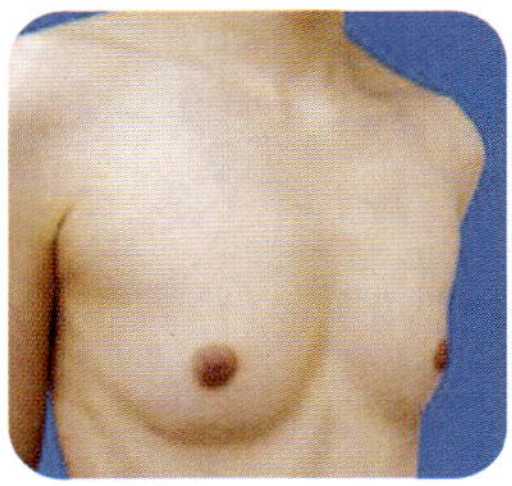

가슴확대 **당일**

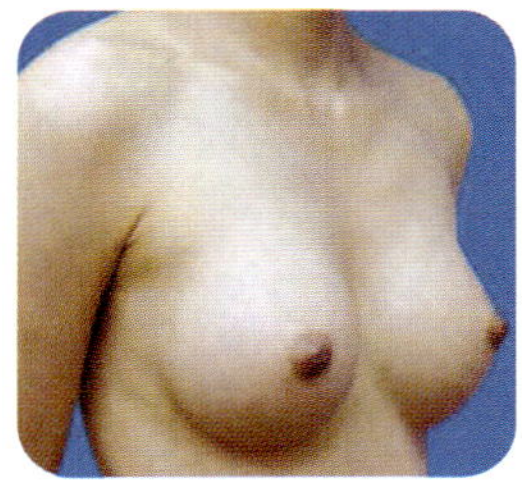

가슴확대 **7개월**

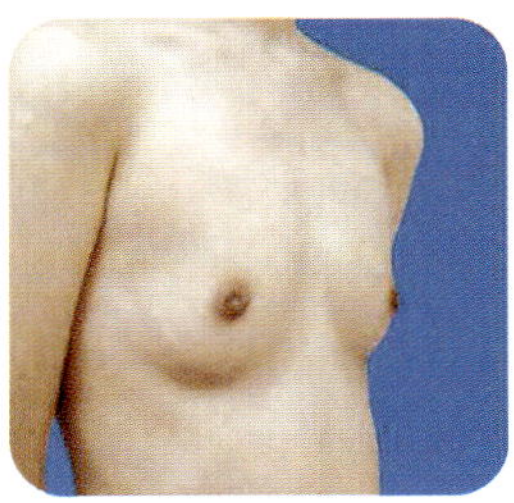

가슴확대 **당일**

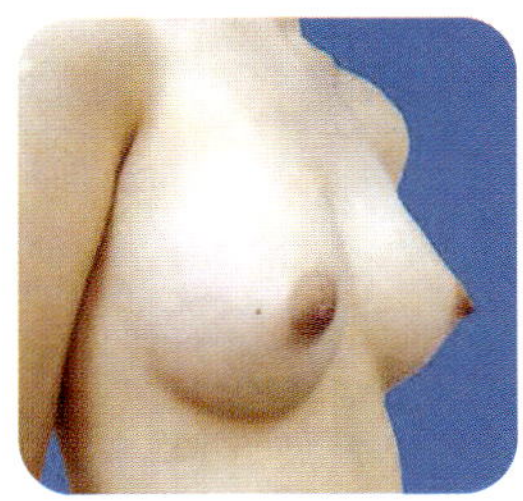

가슴확대 **2개월**

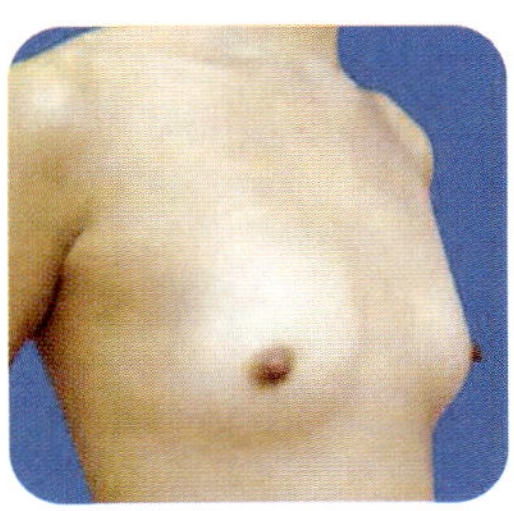

가슴확대 **당일**

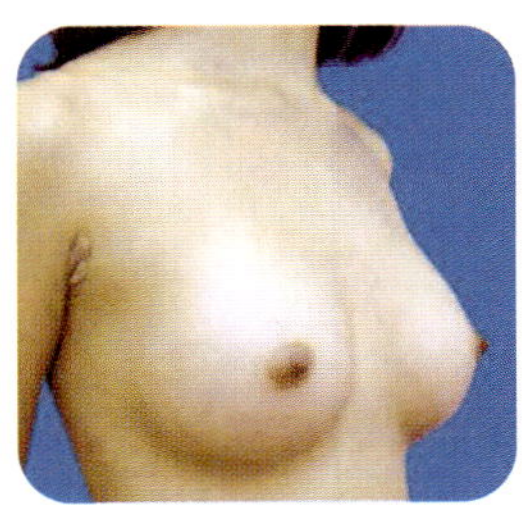

가슴확대 **2개월**

II. 유방축소술

II. 유방축소술

유방을 줄인다고?

언뜻 우리나라 여성들에게는 해당이 되지 않는 얘기라고 생각할 수도 있겠지만 유방축소술은 상당히 많이 시행되는 수술입니다. 흔히들 아름다운 유방을 얘기할 때 빠지지 않는 부분은 그 크기입니다. 하지만 너무 커도 결코 아름다운 유방이라 말할 수 없습니다. 유방이 너무 크면 그 무게로 어깨나 목, 허리에 통증이 유발되고 유방이 늘어지는 부위에 습진 같은 피부질환도 잘 생기며 유방이 작은 사람들과 마찬가지로 심리적인 콤플렉스가 생기기도 합니다. 또 젊었을 때는 유방이 그리 크지 않은 경우에도 임신과 출산, 나이가 들어감에 따라 유방이 처지게 되면 미용적인 목적으로 유방축소술을 원하는 경우도 있습니다.

1. 수술 전 필수정보

1) 거대유방이란?

그럼 유방이 크다는 것은 도대체 얼마만큼의 크기를 얘기할까요? 사실 적당한 유방의 크기는 지극히 주관적일 수밖에 없습니다. 또 같은 크기의 유방이라도 키와 몸무게 같은 신체조건에 따라 달라지고 사회적인 관념의 차이도 존재합니다. 같은 한국 사람이라도 재미교포와는 또 다른 시각차가 있게 됩니다.

그래도 하나의 기준을 잡는다면, 성형외과에서는 일반적으로 400그램 이상이면 유방이 크다, 즉 거대유방이라고 말합니다.

이러한 거대유방이 생기는 원인으로는 여러 가지가 있습니다. 사춘기 이후 호르몬의 변화로 생기는 경우, 임신과 출산으로 생기는 경우, 갱년기에 발생하는 경우, 단순히 비만으로 인한 경우 등으로 나눌 수 있습니다.

체격에 비해 매우 크거나 덜렁거리는 가슴을 가지고 있는 여성은 여러 가지 의학적 문제들을 가지게 됩니다. 흔히 척추에 과도한 무게로 인한 두통과 목, 등, 허리의 통증, 그리고 척추의 휨 등 형태 변화, 옷 선택의 문제, 피부 습진과 착색, 이성간의 매력저하 등을 나타내게 되며, 또한 어깨에 브라 끈에 의해 파인 자국을 남길 수 있습니다. 무엇보다도 체형에 대한 심한 콤플렉스를 갖게 하며 그 정도는 가슴이 작은 사람들보다 비교할 수 없이 훨씬 심각한 것입니다.

가슴이 큰 사람들을 철렁거리는 가슴으로 인한 자괴감으로 가슴을 칭칭 감아보거나 일부러 꼭 죄는 브라를 두 개씩 해도 움직일 때마다 그 움직임이 보인다는 느낌에 예민해져서 점점 더 소극적이고 비활동적인 사람이 되고, 옷 또한 펑퍼짐한 스타일의 남방이나 T셔츠를 입고 결국 더욱 살이 찌는 악순환은 계속되어 집니다.

과거 우리나라 인구 중 적은 숫자만이 큰 가슴을 가진다고 보았으나 점점 서구화되는 식생활과 체형의 변화로 거대유방(한쪽이 400그램 이상)은 날로 크게 증가하고 있습니다. 이것은 최근 속옷 회사들의 판매상황에서도 명확히 보여 지고 있습니다.

큰 가슴으로 인한 고통은 직접 경험하지 않고서는 이해하기가 힘듭니다.

2) 유방축소수술

단순히 생각하기에는 이해가 되지 않을 수도 있지만 두부 자르듯이 유방을 줄일 수는 없는 일이기에 수술은 매우 어렵고 복잡한 수술입니다. 수술 후에도 유방의 모습을 잘 갖추어야 하고 흉터에 대한 문제도 만만치 않기 때문에 꽤 복잡하고 까다롭습니다. 그래서 유방확대술보다 더 경험 많은 성형외과 전문의를 찾아야 하는 것은 당연한 일입니다.

유방축소 수술은 난이도가 매우 높은 수술로 충분한 자격과 경험을 갖춘 의사를 찾는 것이 매우 중요합니다. 충분한 실력을 갖춘 의사와 함께 정확한 계획과 준비하에 환자 각각의 상태에 적합한 수술을 시행 받는다면 안전하고 효과적인 수술결과를 기대할 수 있습니다.

유방축소술은 지방과 유선조직 그리고 여분의 피부를 제거함으로써 더 작고, 더 가볍고, 탄력있는 가슴을 만들어 주는 것입니다. 또한 유륜(젖꽃판)의 크기를 작게 줄이는 수술도 동시에 받을 수 있어 궁극적으로 본인의 체형과 잘 조화되는 작고 더 아름다운 가슴을 만들 수 있습니다.

거대 유방의 축소로 인해 비록 어느 정도의 흉을 남기지만 체형의 변화로 인한 만족과 신체적 고통으로부터의 해방에서 오는 기쁨은 환자 본인뿐만 아니라 의사로서도 큰 보람을 느끼게 하는 수술입니다.

3) 유방축소 수술의 시기

큰 유방으로 인해 일상생활이나 직장생활 등 활동에 제한을 받거나 신체적 불편함(두통, 척추변형으로 인한 통증, 습진, 착색 등)으로 고통 받는 여성에게는 유방축소수술이 필요합니다.

하지만 유선조직이 완전히 성숙된 이후에 수술하는 것이 중요하며 수술을 받을 당사자가 수술의 필요성을 스스로 충분히 느낌으로서 수술 후의 결과에 대해서도 현실적인 판단력을 갖춘 후에 시행되어야 합니다.

그러므로 대개는 만 20살 이후 성인에 시행하는 것이 좋습니다. 그리고 60세 이상 여성의 경우도 유방에 질환이 없고, 내과적으로 문제가 없다면 수술은 가능합니다.

임신이거나 혹은 임신을 계획 중일 경우 가슴성형을 받을 수 있는 기간은 아래와 같습니다.

첫째, 출산 후 최소 6개월이 지나는 것이 좋습니다.

둘째, 수유를 하셨다면 수유 후 최소 3개월이 지나는 것이 좋습니다.

셋째, 유즙의 분비가 멈추거나 유즙의 색깔이 맑은 색으로 돌아와야 합니다.

유방축소수술 시 일부 유선과 지방 조직을 제거하지만 차후 수유를 할 수 있는 충분한

양의 유선 조직은 보존되기 때문에 수유는 가능할 수 있습니다. 하지만 많은 거대유방 환자는 수유를 못하는 경우가 70%에 달합니다. 유선이 너무 길어 효과적인 펌프역할을 할 수 없기 때문인데 수술 후 개선될 수 있습니다.

비만형 거대유방일 경우 체중감량은 수술의 결과에 크게 차이는 없으며, 수술 전에 전체적인 체중감량을 하셔도 좋으며 수술 후 체중감량은 흉터완화와 유방형태의 개선에도 큰 도움이 되니 수술 후에 체중감량은 꼭 계획하시는 것이 좋습니다.

수술 후에 만성통증의 개선?

거대유방을 가진 여성들은 대개 만성적인 통증을 호소하는 경우가 많습니다. 거대한 유방의 무게로 인해 어깨, 목, 등, 머리, 무릎 같은 부위에 통증이 있습니다. 이런 통증을 개선하기 위해 수술을 결심하는 여성들도 있지만 수술 후에 기존의 통증이 100% 없어지지 않을 수도 있습니다. 수술을 받게 되면 더 이상 무게로 인한 통증의 악화는 없지만 이미 오랜 기간 계속된 유방의 무게로 인해 척추나 목 부위 근육 등에 구조적인 이상이 왔을 가능성이 높기 때문입니다. 한번 구조적인 이상이 온 경우에는 단지 유방의 무게가 줄어들어서 통증이 줄어들지 않습니다. 이런 경우에는 정형외과나 재활의학과 진료를 통한 해결을 기대해 볼 수 있습니다.

2. 유방축소의 수술방법

1) 수직 절개

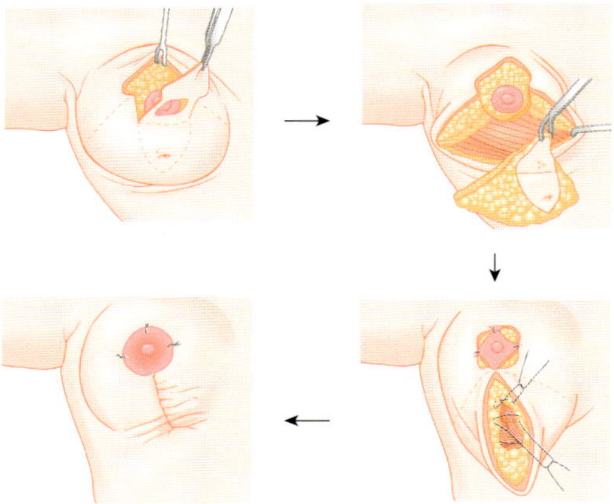

유륜을 절개하고 수직으로 4~5cm정도를 다시 절개를 가하여 유방의 조직을 제거하는 방법으로 수술결과를 예측하기 쉽고 큰 유방을 가진 경우에서도 좋은 결과를 낼 수 있습니다.

크기의 정도와 관계없이 수술방법이 적용가능하며 가슴의 모양을 둥글고 풍성하게 만드는 것이 가능합니다.

수직절개 유방축소 수술의 장점

- 다른 절개법에 비해 좀 더 둥글고 풍성한 유방 모양을 얻을 수 있다.
- '오' 자 절개에 비한다면 흉터가 적게 남는다.
- 유륜 둘레 절개법을 통한 수술보다 훨씬 큰 사이즈의 유방에 대한 교정이 가능하다.
- 수술 후 감염, 혈종 등의 부작용이 더 적다.
- 유두 부위의 감각을 살릴 수 있다.
- 수술 후 수유가 가능할 수 있다.
- 직접적인 수술시간 보다 유방모양의 선택, 각도 등의 디자인에 더 많은 시간을 할애할 수 있어 더 좋은 미용적 결과를 얻을 수 있다.

절개방법에 따른 장 · 단점과 적용

절개방법에 따른 장 · 단점과 적용

수술방법	장점	단점	적용
수직절개	• 거의 모든 형태의 가슴에 적용 가능하다.	• 수술이 기술적으로 어려워 경험이 많은 의사만이 가능하다.	• 비교적 적은 흉터에도 효과적인 축소가 가능해 거의 모든 형태의 가슴에 적용가능하다.
유륜절개	• 비교적 흉터가 적게 남는다.	• 축소량에 제한이 있을 수 있으며 크기나 처짐이 심하다면 불가능하다.	• 축소량이 작고 처진 정도가 심하지 않고 피부의 탄력이 어느 정도 있는 환자에 효과적이다.
'오' (T)자형 절개	• 수술 후 결과예측이 쉽고 아주 많은 양의 축소도 쉽게 가능하다.	• 흉터가 길게 남는다. • 유방하부가 상자모양처럼 퍼져 보일 수 있다.	• 흉터 때문에 최근에 잘 시행되지 않으며 처진 정도가 심하고 축소량이 많을 경우 사용된다.
지방흡입	• 흉터가 눈에 띄지 않으며 수유, 감각유지가 확실하다.	• 많은 양의 축소는 불가능하며 유선조직이 치밀한 유방에는 효과적이지 못하다.	• 가슴 처짐이 없고 피부탄력이 좋고 지방형의 유방에 효과적이다.

2) 유륜 절개

유륜둘레만을 절개하여 유방 조직의 일부를 절제해 냄으로써 유방축소 절개법 중 가장 작은 흉터를 남기고 유방의 크기를 줄일 수 있는 방법입니다. 가슴 처짐이 심하지 않고 크기가 아주 크지 않고 피부의 탄력이 어느 정도 있는 분에 효과적이라 할 수 있습니다. 하지만 충분한 유방조직을 떼어낼 수 없어 수술 대상자에는 한계가 있을 수 있습니다.

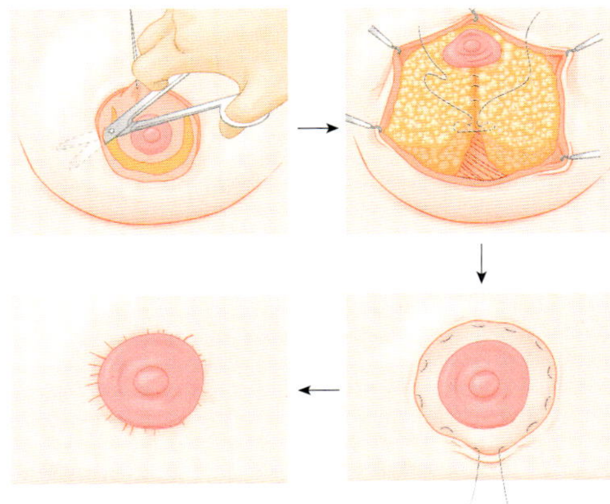

3) '오' 자형 절개('거꾸로 된 T' 자형 절개)

고전적인 방법으로 유두에서 가슴 밑 주름까지 '오' 자형으로 절제한 후 유선조직과 지방, 피부를 제거하는 방법입니다. 그 흉터가 한글 '오' 자와 비슷하게 남는 방법입니다. 이 방법은 간단하게 많은 양의 유방조직을 제거할 수 있다는 장점이 있지만 유두의 감각이 떨어질 수 있고, 유방밑에 보기 싫은 수평방향의 흉터가 남으며, 일정 시간이 지나면 유방아래부위만 처지는 모습이 나타날 수 있다는 단점이 있습니다. 하지만 유방의 크기가 정말 너무 거대해서 줄여야 하는 양이 극도로 많은 경우에는 이 방법을 써야 합니다.

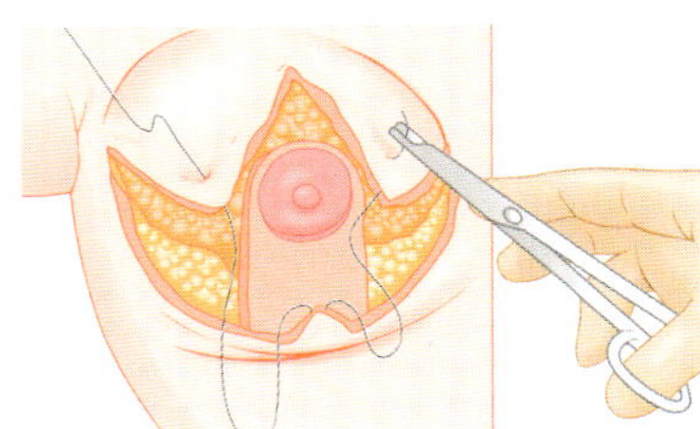

4) 지방흡입

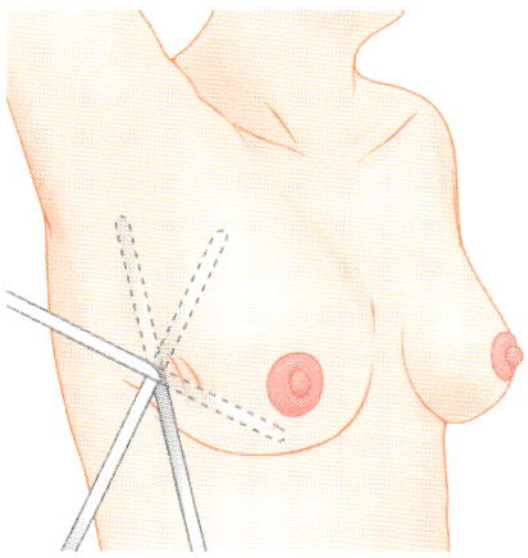

5mm 정도의 관를 통해 지방을 흡입하여 가슴의 볼륨을 줄이는 방법입니다. 가슴에 흉터가 없다는 것이 가장 큰 장점이며 경도의 유방비대증으로 가슴 처짐이 없고 피부의 탄력이 좋은 지방형의 유방에 효과적입니다. 하지만 가슴이 아주 크거나 처진 경우, 유선조직이 치밀한 경우에는 효과적이지 않으며, 이럴 경우에는 절개법을 이용한 유방축소술이 보다 바람직합니다.

3. 최소절개 맞춤형 유방축소술

유방축소 수술은 다른 어떠한 수술보다도 고난이도의 수술능력과 경험이 필요한 수술입니다.

환자의 가슴 구조에 대한 정확한 이해와 이에 따른 정확한 수술방법의 선택은 환자에게는 만족스러운 경과를 주고 의사에게는 자부심을 안겨줄 수 있습니다.

환자마다 다른 체격과 흉곽의 구조 그리고 가슴의 크기를 갖고 있기에 한가지의 수술법만을 고집한다면 만족스러운 결과를 만들어 낼 수 없습니다. 유방의 크기와 모양, 유륜의 위치와 유방의 하수 등에 따라 다양한 수술방법이 적용되어 집니다.

진정한 실력은 바로 단 한 사람만을 위한 수술이 진행될 수 있을 때 나타나게 됩니다.

4. 안전한 무통 유방축소 수술을 위한 준비와 마취

수술을 안전하게 하기 위해서는 환자가 기존에 앓고 있는 병이나 먹고 있는 약물 같은 과거병력부터 현재의 상태를 알 수 있는 피검사, 소변검사, 심전도, 흉부 X-선 촬영 등 환자의 상태를 포괄적으로 미리 점검해야 합니다.

전신마취는 비교적 안전한 마취입니다. 하지만 전신마취가 안전하려면 그 전에 반드시 필요한 것이 있습니다.

바로 환자상태에 대한 충분한 검사입니다.

이런 일련의 과정이 환자에게는 부담스럽고 성가시게 느껴질 수도 있습니다. 하지만 유방축소술도 맹장수술이나 골절수술처럼 일반적인 수술이 가지는 위험을 똑같이 가지기 때문에 보다 안전하고 만족스러운 결과를 얻기 위해서는 꼭 필요한 과정입니다.

검사 후 검사결과에 따라 내과적인 검사상이나 유방외과적인 검사상 정상범위가 아닌 경우 내과전문의나 유방외과 전문의의 소견을 들어보는 과정도 매우 중요합니다.

검사결과에 따라 수술이 연기되거나 취소가 되더라도 이러한 과정은 매우 중요하답니다.

5. 부작용 및 합병증

모든 수술은 항상 어느 정도의 위험을 수반하고 있다고 말할 수 있습니다. 유방축소수술도 염증, 혈종, 마취에 대한 반응 등 일반적인 부작용이 있을 수 있습니다. 하지만 철저한 수술전 준비와 수술후 관리로 위험을 줄일 수 있습니다.

1) 흉터

유방축소수술 후 어떠한 경우든 불가피하게 수술흉터는 남게 됩니다. 그러나 시간이 흐르면서 흉터는 점점 옅어지며, 계속적인 흉터로 고민이 될 경우에는 흉터제거술을 받을 수 있습니다. 유륜 둘레법이나 수직절개법을 이용하면 과거 '오' 자형의 큰 반흔을 남기지 않고도 수술을 할 수 있어 유방축소로 인한 크나큰 흉터를 가슴에 남기는 일은 매우 드물어 졌습니다. 거대 유방으로 인한 통증과 일상생활에 불편감이 매우 컸기 때문에, 따라서 맹장수술 후 흉이 남는 것처럼 대부분의 환자는 축소술의 절개부위의 흉터에 대해선 자연스럽게 받아들여야 합니다.

때때로 비후성 반흔이라고 부르는 튀어 올라 오는듯한 흉터가 문제가 되기도 하나 이때는 약물을 주사하거나 압박해주는 방법을 이용해볼 수 있지만 흉터가 너무 크고 눈에 띄면 이차적으로 흉터성형술을 따로 받을 수 있습니다. 이런 비후성 반흔은 흔하게 발생하지는 않지만 개인의 체질에 관한 문제이기 때문에 수술 전에 예측이 불가능합니다. 그렇기 때문에 일단 발생한 경우에는 흉터에 대한 관리가 중요합니다. 환자가 흉터성형술을 원할 경우에는 유방축소술과는 별도의 비용이 듭니다.

2) 피 고임

유방을 비교적 큰 단위로(한쪽 유방에서 100gm~1kg이상) 잘라내기 때문에 항상 생길 수 있는 부작용입니다. 피가 고이게 되면 즉시 피를 배출해 주고 때로는 피를 빼내기 위해 일부러 수술봉합을 묶지 않고 남겨두기도 합니다.

배액주머니(피주머니)나 흡입배출관을 1~3일 정도 유지하여 피고임을 예방해 주게 되며 수술 후 유방 아래 부분에 장액이 고이는 경우 적절한 방법으로 해결해 주기만 하면 큰 문제는 발생하지 않습니다.

3) 혈관장애

유방을 잘라내게 되면 필연적으로 유방에 피를 공급해주는 혈관들도 손상을 받기 마련입니다. 일반적으로 유방을 잘라낸다고 하여도 혈관이 조밀하게 위치하기 때문에 주변에 혈관들이 다시 자라 들어와서 상처를 빨리 낫게 하지만 혈액순환이 좋지 못한 환자들, 특히 흡연하는 여성에서는 혈액순환이 떨어져 상처가 더디게 낫는 경우가 있습니다. 또 유륜에 혈액순환이 부족한 경우에는 수술 후에 유륜에 피 공급이 원활하게 되지 못하여 유륜의 색이 일시적으로 변할 수도 있습니다.

혈액순환의 부족이 원인이 되어 상처 치유가 더디게 진행되면 결과적으로 흉터가 좀 더 보기 싫게 남을 수 있습니다. 대부분의 경우 1개월 후 정상적으로 회복되지만 5%의 경우에는 회복되지 않을 수도 있습니다. 혈액순환에 관한 것도 개인차가 크고 미리 알 수 있는 방법이 없기 때문에 항상 주의해야 합니다.

4) 감각저하

유방을 잘라내야 하는 수술인 만큼 어느 정도 유방의 감각이 떨어지는 것은 어쩔 수 없는 부분이고 많이 잘라낼수록 감각이 떨어지는 정도도 크기 마련입니다. 하지만 수술 후 6개월에서 2년정도 지나면 대부분의 환자들은 기존 감각의 80% 이상 유방의 감각이 회복되지만 약 5% 정도에서는 감각이 회복되지 않는 경우가 있습니다. 대개 동전크기 정도의 부분적인 무감각인 경우가 대부분입니다만 유륜일 경우에는 성적인 감각에 문제가 생기기도 합니다.

5) 비대칭

수술 직후의 양쪽 가슴의 모양이 다를 수가 있습니다. 대게 환자들이 수술 직후 보게 되는 자신의 가슴은 몇 시간의 수술과 마취약제등으로 손상을 받아 부은 상태로 손상의 정도가 당연히 좌우가 일정할 수 없습니다. 하지만 시간이 지나면 부기가 빠지고 모양이 자리를 잡게 됩니다. 길게는 1년에 걸쳐 유방은 계속 변화하게 됩니다. 또 수술 전의 비대칭이 있던 경우에는 이것을 수술로서 완전히 해결할 수는 없습니다.

비대칭 여부나 유방의 크기에 대한 판단은 수술 후 6개월 이상이 지나서 하는 것이 좋습니다. 그 전의 조급한 판단은 부기로 인해 왜곡될 수 있으니 주의해야 합니다. 또한 최종적인 유방의 크기는 수술 직후보다 보통 20~30% 감소하므로 부기로 인해 유방크기가 점차 달라지므로 성급하게 재수술을 고민하는 것은 바람직하지 않습니다.

6) 수유장애

대부분의 유방축소술은 정도의 차이가 있으나 상당부분의 유선이 잘려나가기 때문에 수유에 장애를 일으킬 수도 있습니다. 그러므로 미혼 여성이거나 임신 가능성이 있는 여성일 경우에는 반드시 수술 전에 수유에 관한 상담을 받아야 하며, 수술은 유선의 손상을 가능한한 줄이는 방법으로 진행하게 됩니다.

7) 임신, 출산 등으로 인한 유방의 변화

유방축소술을 하더라도 임신이나 출산, 수유 등의 영향으로 작아진 가슴이 다시 커지게 되는데 수술 전처럼 커지는 경우는 거의 없습니다. 하지만 수술 후 남아있는 유방조직이 임신, 출산, 수유 등으로 크기변화를 겪게 되며 이로 인해 가슴모양이 변화하는 것으로 이해하셔야 합니다.

6. 수술 전 주의사항

1. 과거나 현재 가지고 있는 질병(당뇨, 고혈압, 정신과 치료, 간염, 결핵, 신장병 등의 지병)이나 항생제의 부작용, 알레르기, 과거 전신마취시 경험 등은 구체적으로 알려줘야 한다.
2. 수술 3일전에는 어떠한 종류의 약(아스피린, 한약, 비타민제, 영양제, 간장약 등)도 복용하지 않아야 한다(단, 혈압약, 당뇨약, 빈혈약 등은 계속 복용해야 된다).
   - 약물은 예상치 못한 출혈이나 피고임 등을 유발할 수 있다.
3. 수술 8시간 전부터는 어떠한 종류의 음식물 및 물도 섭취하지 않아야 한다(혈압약과 약복용을 위한 약간의 물은 먹어도 됨). - 위장에 음식물이 남아 있을 경우 마취중에 폐로 넘어가 폐렴이 될 수 있다.
4. 담배는 상처회복을 저해하고 염증 등의 부작용을 일으킬 수 있어 수술 전 2주부터 수술 후 3주 까지는 금연해야 한다. 또한 수술전날 과음을 하면 절대 안 된다.
5. 수술 당일 가능한 편한 앞트임 복장이 수술 후 옷 입기가 편하다.
6. 보호자와 동반하는 것이 좋으며 만약 혼자 오실 경우 수술 후 자가운전은 위험하므로 직접 운전하지 않도록 한다. 움직일 수는 있지만 집중력이 분산되어 위험하고, 술후 출혈을 일으킬 수도 있다.
7. 액세서리나 귀중품은 가급적 가져오지 않는다.
8. 수술당일 비누목욕과 샴푸를 꼭 하고 화장은 하지 않고 와야 한다.
9. 매니큐어나 페디큐어도 제거해야 한다.
10. 수술부위와 가까운 겨드랑이는 제모하고 와야 한다.
11. 생리중인 경우 부기나 멍이 더 지속될 수 있으므로 수술날짜는 생리기간을 피하는 것이 좋다. 하지만, 예약한 날짜와 겹치더라도 수술의 결과에 크게 지장이 있는 것은 아니므로 너무 걱정하지 않는다. 호르몬제 복용은 유선크기에 변화를 줄 수 있어 수술결과가 달라질 수 있으므로 호르몬제 복용은 금지해야 한다.

7. 수술 후 주의사항

1. 수술직후 마취시 사용되는 산소튜브로 인해 목이 조금 아플 수 있다. 하지만 기침을 많이 해서 폐속에 있는 가래가 빨리 제거가 되도록 해야 회복도 빨라진다(헛기침을 하면 폐기능이 활성화된다).
2. 가습기를 사용해서 목이 건조하지 않도록 한다.
3. 복식호흡을 한다. 가슴근육의 긴장을 완화시키고 통증이완에도 도움이 된다.
4. 수술 후 48시간 정도는 절대 안정하시는 것이 좋으며 1주일까지는 팔을 무리하게 쓰지 않는 것이 좋다.
5. 수술부위가 나아가는 동안 조금 가려울 수 있는데 있는데 이때 절대 긁거나 문지르지 않는다. 수술부위가 변형되거나 풀릴 수도 있기 때문이다.
6. 수술후 흉터관리와 브라착용에 대해서는 병원의 지시에 따라야 한다.
7. 수술 후 첫 7일간은 항생제치료와 소독, 경과확인을 위해 3~4차례 내원해야 한다.
8. 샤워나 가벼운 목욕은 4~5일 이후에 가능하며 수술 후 1주일 후에 봉합사를 제거하게 된다.
9. 술, 담배는 염증은 유발할 수 있으므로 2~3주 동안은 금해야 한다.
10. 찜질, 사우나, 과격한 운동은 혈관을 확장하여 출혈을 일으키거나 수술모양을 변형시킬 수 있으므로 3주 동안은 조심해야 한다. 걷는 것은 괜찮지만 빠르게 오래 걷는 것은 좋지 않다.
11. 2주 동안은 무거운 물건(5kg 이상의 물건)을 들어 올리거나 심하게 잡아당기는 것은 피해야 한다.
12. 정기검진 날짜를 정확히 지켜 수술상태를 확인하는 것이 좋다.
13. 의사가 하지 말라고 하는 것은 무엇이든지 하지 말아야 한다.

유방축소 수술 절개부위 관리방법

주의!!

수술 후 대개 7일째부터 절개 부위에 종이 반창고를 6~8개월 동안 붙여야 흉이 덜 남아 빨리 아물게 됩니다(첫 1~3개월이 가장 중요합니다).

방심하시면 흉이 크게 남을 수 있으니 수술 후 관리가 무엇보다도 중요합니다.

종이 반창고는 미세한 구멍이 있어 공기와 물이 서로 통하므로 세수, 목욕, 화장, 사우나시에도 그대로 붙여두시면 됩니다. 그리고 10일~2주 정도마다 교체해 주시면 됩니다(여름철이나 땀이 많이 난 경우 2주 이상 너무 오래 붙이시면 습진이 생길 수 있기 때문에 교체시기를 적절히 조절하시는 것이 좋을 수 있습니다).

창상이 벌어지려고 하는 힘에 의해 흉이 발생하므로 그 힘에 반작용하도록 창상 방향과 직각으로 주변 조직을 모아주면서 붙이십시오(서로 1~2mm 정도 겹쳐 붙이면 힘도 잘 받고, 떼어낼 때에도 창상과 평행한 방향으로 한번에 떼어낼 수 있습니다).

수술 후 체중감량은 흉터관리에 큰 도움이 됩니다. 살이 찌게 되면 상처도 함께 벌어지면서 흉이 더 생길 수 있으니 수술 후 체중감량을 꼭 하셔야 합니다.

유방축소 수술후 브래지어 착용

주의!!

수술 후 브래지어는 넉넉한 브래지어나 일반 브래지어보다는 병원에서 지정한 특수브래지어(아래로 밴드가 넓고 브래지어끈이 두껍고 가슴을 타이트하게 조여주는 브래지어)를 사용하시는 것이 좋으며 최소 6~8개월 정도 착용을 해 주시는 것이 좋습니다(권장은 2년 정도입니다).

운동시에는 꽉 조이는 헬스탑을 착용하시고 2개를 덧입으셔도 좋습니다.

브래지어 착용시에는 권장 사이즈보다 한 사이즈 작은 브래지어를 사용하시는 것이 좋을 수 있습니다.

수직절개 유방축소 수술 전후사진

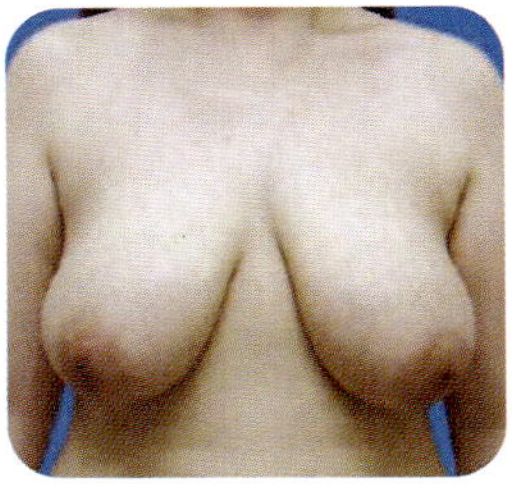
수직절개 유방축소 **당일**

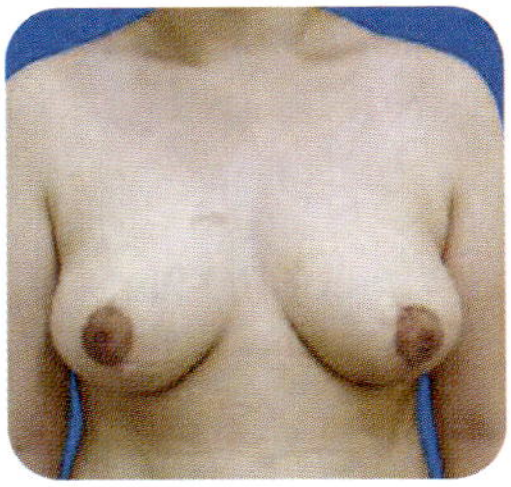
수직절개 유방축소 **2개월**

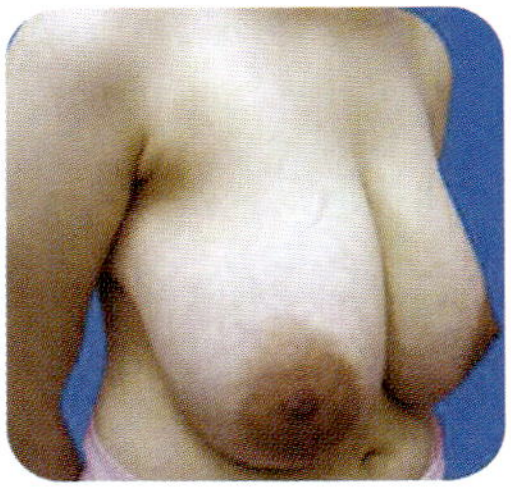
수직절개 유방축소 **당일**

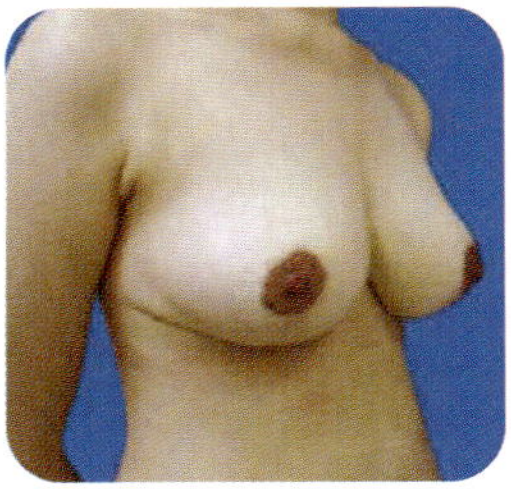
수직절개 유방축소 **8개월**

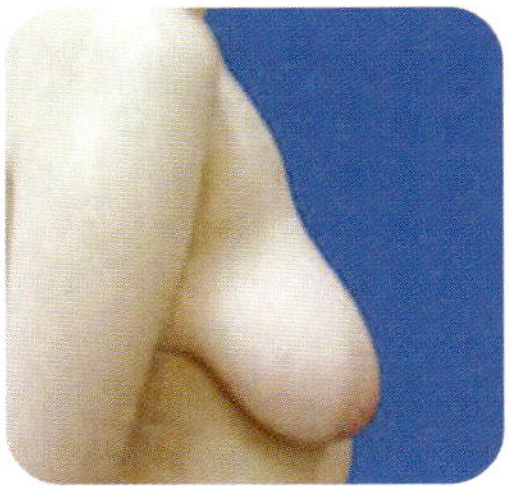
수직절개 유방축소 **당일**

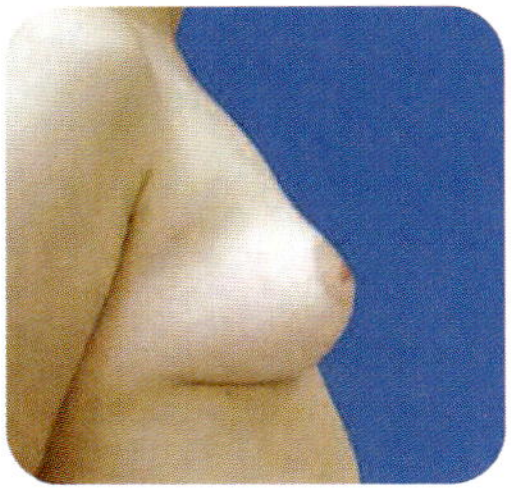
수직절개 유방축소 **3개월**

수직절개 유방축소 수술 전후사진

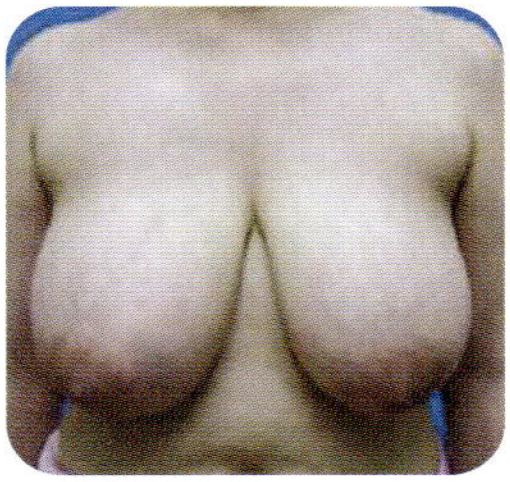

수직절개 유방축소 **당일**

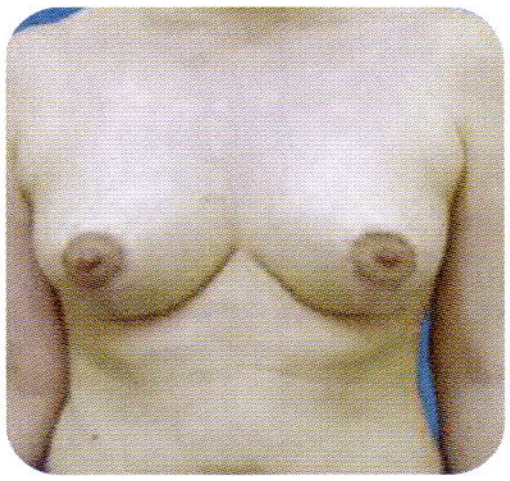

수직절개 유방축소 **5개월**

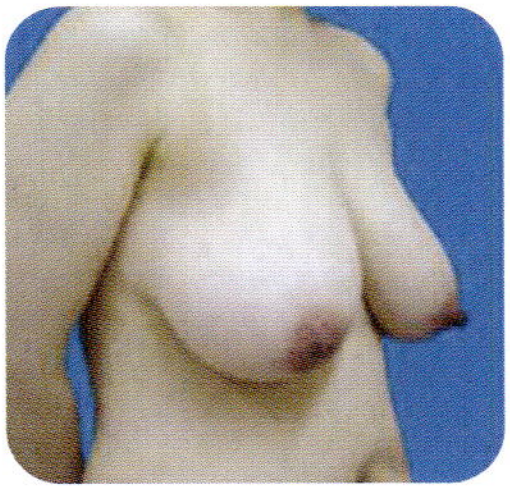

수직절개 유방축소 **당일**

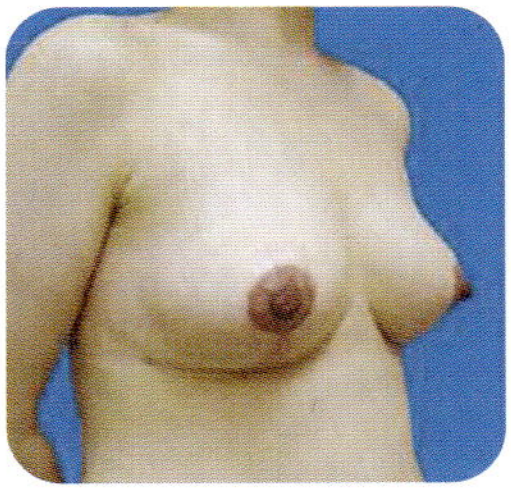

수직절개 유방축소 **5개월**

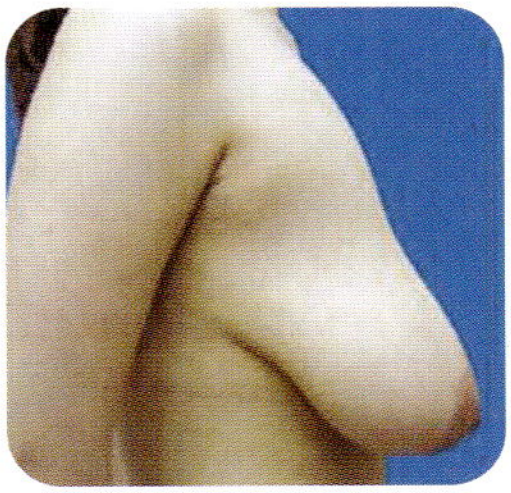

수직절개 유방축소 **당일**

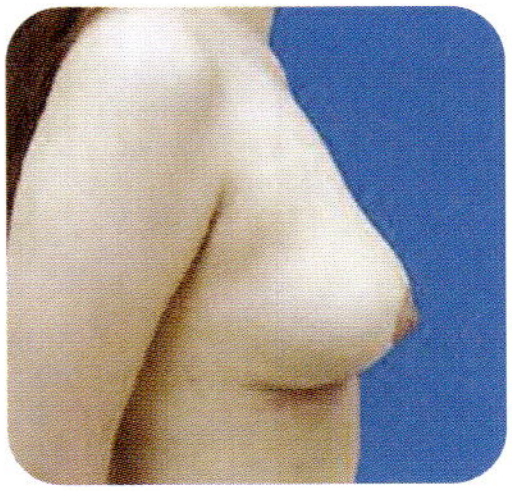

수직절개 유방축소 **7개월**

유륜절개 유방축소 수술 전후사진

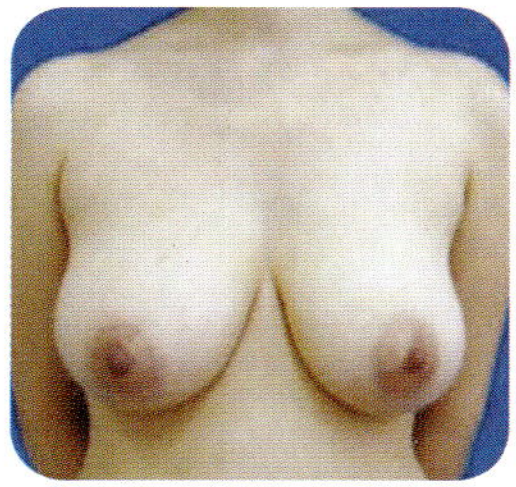

유륜절개 유방축소 **당일**

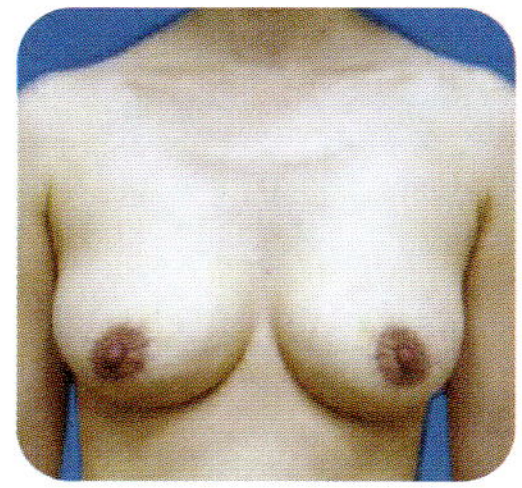

유륜절개 유방축소 **3개월**

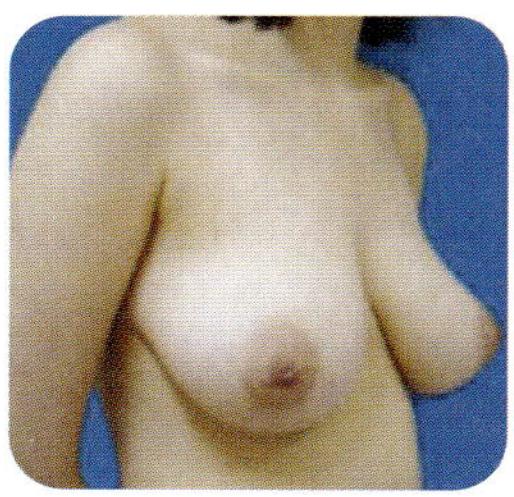

유륜절개 유방축소 **당일**

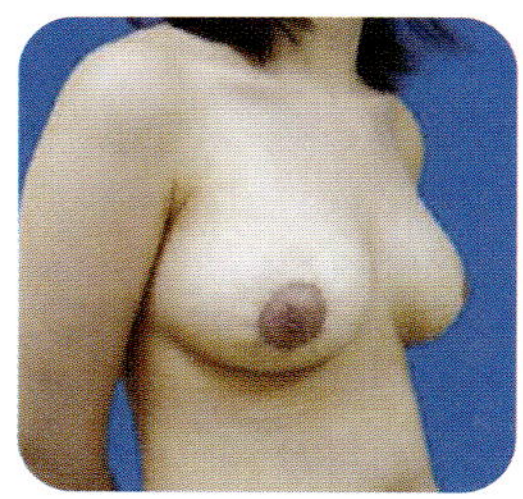

유륜절개 유방축소 **8개월**

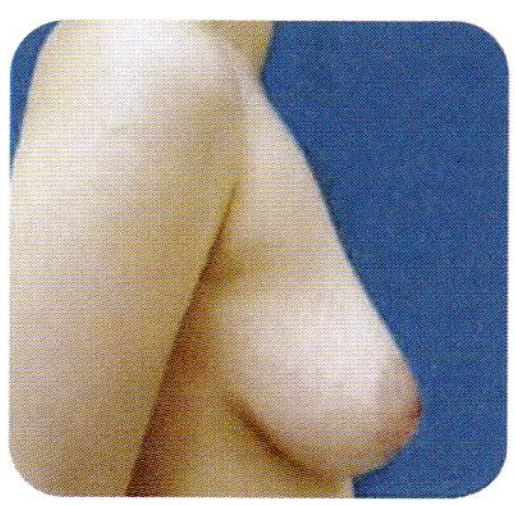

유륜절개 유방축소 **당일**

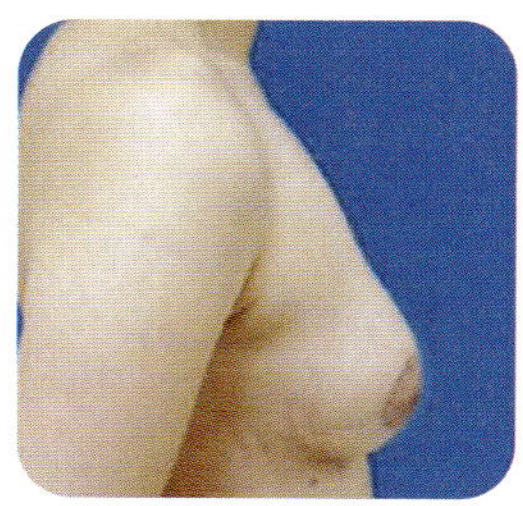

유륜절개 유방축소 **5개월**

유륜절개 유방축소 수술 전후사진

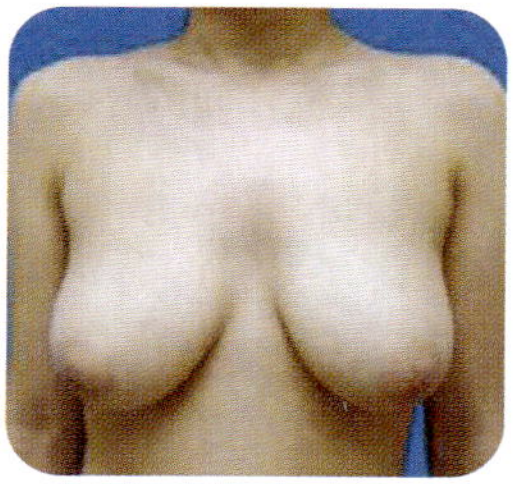

유륜절개 유방축소 **당일**

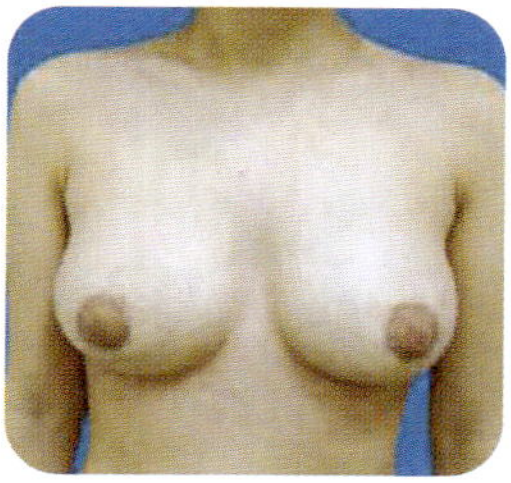

유륜절개 유방축소 **7개월**

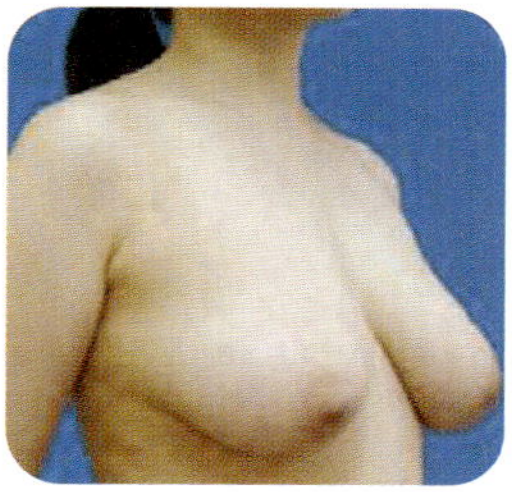

유륜절개 유방축소 **당일**

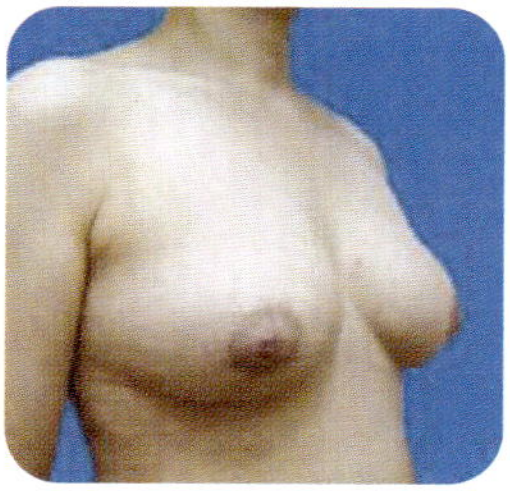

유륜절개 유방축소 **2개월**

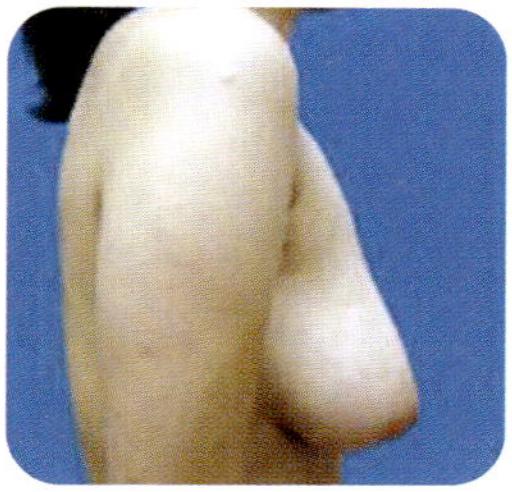

유륜절개 유방축소 **당일**

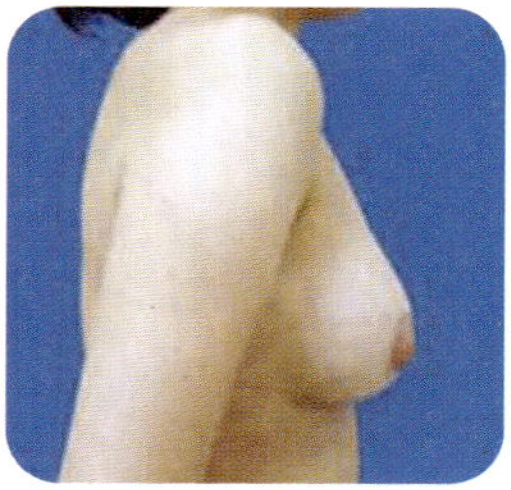

유륜절개 유방축소 **5개월**

III. 처진 가슴

III. 처진 가슴

처진 가슴에 대한 성형은 이제 유방성형의 양대 산맥인 유방 확대와 유방 축소에 못지 않은 하나의 영역이 되고 있습니다. 세월이 흐름에 따라 임신과, 수유, 그리고 중력에 의해 가슴은 너무 많은 희생을 치르게 됩니다. 가슴을 지탱하던 피부가 나이가 듦에 따라 위축되고 얇아져 탄력성을 잃고 결국 그 무게를 이기지 못하고 늘어져 가슴은 처지게 됩니다. 이로써 노화가 되고 있다는 초조함과 여성으로서의 아름다움이 손상되었다는 절박함이 자존심을 한없이 추락시키게 됩니다.

원인으로 반복된 임신과 수유로 피부가 얇아지고 튼살이 생기며 가슴이 처지는 경우, 젖 말리는 약의 과도한 사용이나 다이어트를 통한 급격한 체중감소로 볼륨있던 가슴이 줄어들어 처지는 경우, 나이들어 폐경이 되면서 신체변화가 나타나 가슴이 퇴화되면서 처지는 경우가 있습니다.

1. 수술대상

반복되는 임신과 수유로 인해 유방이 처지고 피부가 늘어진 여성에게 시행됩니다. 하지만 향후에도 아이를 더 낳을 계획이 있다면 수술을 더 미루는 것이 좋을 수도 있습니다.유방거상술은 향후 수유에 크게 영향을 미치지는 않지만 미래의 임신으로 인해 수술한 유방의 모양이 나빠질 수 있기 때문입니다.

1. 가슴볼륨이 적으면서 처진 가슴

2. 가슴볼륨이 적당한데 처진 가슴
3. 가슴볼륨이 크고 처진 가슴

가슴이 처지는 정도는 유방 밑 주름을 기준으로 유두가 얼마나 더 내려가 있는지로 판단할 수 있습니다. 정상적으로는 유두가 유방 밑 주름에서 4~5cm 위에 있어야 하나 유방 밑 주름보다 더 아래에 있을 경우는 수술로 교정해야 할 정도하고 봅니다.

2. 수술방법

처진 가슴 교정술은 본인의 상태에 따라 수술방법이 달라질 수 있으므로 의사와 충분히 상의한 후 수술의 장단점을 고려하여 결정하는 것이 좋을 수 있습니다.

1) 가슴볼륨이 적으면서 처진 가슴

(1) 가슴의 볼륨이 적고 처진 정도가 심하지 않은 경우

- 일반적인 가슴확대 수술로도 쉽게 탄력 있고 봉긋한 가슴을 만들 수 있습니다.
  (I. 유방확대술 찾아보기 p2)

(2) 가슴의 볼륨이 적고 처진 정도가 심한 경우

- 유륜 절개법으로 상태에 따라 아래로 늘어진 피부를 절제하고 처진 유선조직을 모아주면서 위쪽의 흉벽에 고정하고 필요에 따라 보형물을 이용한 확대 수술을 병행할 수도 있습니다.
  (I. 유방확대술 찾아보기 p2)

2) 가슴볼륨이 적당한데 처진 가슴

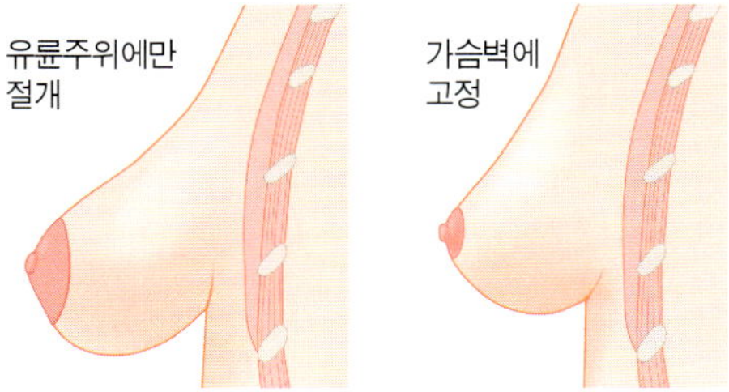

인공보형물이 아닌 자가 유선을 이용하여 가슴의 탄력을 주고 볼륨을 적절히 만들어 봉긋한 유방을 만들 수 있습니다.

자기 유선을 이용한 유방거상술

처진 가슴을 탄력있고 봉긋한 이상적인 가슴으로 만들어 주기 위해 환자의 유방의 사이즈나 유륜, 유두의 위치, 유방의 하수 정도에 따라 상태에 적합한 방법으로 처진 가슴을 교정하게 됩니다.

기존의 단순한 확대나 축소, 축소 후 확대를 병행하는 방법이 아닌, 유방의 조직이 어느 정도 있고 처짐이 있는 경우 자기 유방조직을 이용하여 안전한 방법으로 아름다운 유방의 모습을 되찾을 수 있습니다.

기존의 유방거상술은 처진 조직을 절제하여 없애고 줄어든 부피는 보형물을 넣는 것이 일반적입니다. 하지만 이것은 두가지 수술 각각의 단점과 부작용을 더욱 증폭시킬 수 있는 단점이 있습니다.

수술은 유륜둘레 절개를 넣어 늘어진 피부와 일부 조직을 없애고 유선조직을 원추형으로 만든 후 이를 가슴 벽에 고정시키는 방법입니다. 이때 제거할 유선의 일부를 버리지 않고 보존하여 가슴 근육에 걸어서 고정함으로써 가슴이 펑퍼짐하지 않고 돌출되도록 하여 줍니다.

이 방법은 가슴 양측의 남는 피부를 줄여주고 잡아 당겨줌으로써 가슴과 유두를 모두 위로 원하는 위치로 올려줄 수 있습니다. 그리고 보형물이라는 이물질 없이 자기조직으로 조직을 보충하여 젊고 탄력 있는 유방 모양을 만들 수 있으며 필요에 따라 유방의 크기를 확대하거나 축소할 수 있습니다.

가슴 성형의 목표는 흉터와 조직손상을 최소로 하면서 부작용을 줄이고 자연스러운 결과를 추구하는 것임을 감안할 때 가장 적절한 방법이라고 할 수 있습니다.

3) 가슴볼륨이 크고 처진 가슴

- 유방축소술과 같은 방법으로 수술을 고려할 수 있습니다.

(1) 수직절개

효과적인 축소와 동시에 유방거상이 가능해 거의 모든 형태의 크고 처진 가슴에 적용이 가능합니다.

(II. 유방축소술 찾아보기 p42)

(2) 유륜절개

비교적 흉터가 적으며 축소량이 작고 처진 정도가 매우 심하지 않은 가슴에 적용이 가능합니다.

(II. 유방축소술 찾아보기 p43)

(3) '오' (T)자 절개

아주 많은 양의 축소가 쉽게 가능하나 가슴의 형태나 흉터 때문에 최근에는 잘 시행되지 않는 방법입니다. 하지만 처진 정도가 매우 심하고 축소량이 매우 많을 경우 시행될 수 있습니다.

(II. 유방축소술 찾아보기 p43)

3. 안전한 무통 유방거상 수술을 위한 준비와 마취

수술을 안전하게 하기 위해서는 환자가 기존에 앓고 있는 병이나 먹고 있는 약물 같은 과거병력부터 현재의 상태를 알 수 있는 피검사, 소변검사, 심전도, 흉부 X-선 촬영 등 환자의 상태를 포괄적으로 미리 점검해야 합니다.

전신마취는 비교적 안전한 마취입니다. 하지만 전신마취가 안전하려면 그 전에 반드시 필요한 것이 있습니다.

바로 환자상태에 대한 충분한 검사입니다.

이런 일련의 과정이 환자에게는 부담스럽고 성가시게 느껴질 수도 있습니다. 하지만 유방거상술도 맹장수술이나 골절수술처럼 일반적인 수술이 가지는 위험을 똑같이 가지기 때문에 보다 안전하고 만족스러운 결과를 얻기 위해서는 꼭 필요한 과정입니다.

검사 후 검사결과에 따라 내과적인 검사상이나 유방외과적인 검사상 정상범위가 아닌 경우 내과전문의나 유방외과 전문의의 소견을 들어보는 과정도 매우 중요합니다.

검사결과에 따라 수술이 연기되거나 취소가 되더라도 이러한 과정은 매우 중요하답니다.

4. 수술 전 주의사항

1. 과거나 현재 가지고 있는 질병(당뇨, 고혈압, 정신과 치료, 간염, 결핵, 신장병 등의 지병)이나 항생제의 부작용, 알레르기, 과거 전신마취시 경험 등은 구체적으로 알려줘야 한다.
2. 수술 3일전에는 어떠한 종류의 약(아스피린, 한약, 비타민제, 영양제, 간장약 등)도 복용하지 않아야 한다(단, 혈압약, 당뇨약, 빈혈약 등은 계속 복용해야 된다).
   - 약물은 예상치 못한 출혈이나 피고임 등을 유발할 수 있다.
3. 수술 8시간 전부터는 어떠한 종류의 음식물 및 물도 섭취하지 않아야 한다(혈압약과 약복용을 위한 약간의 물은 먹어도 됨). - 위장에 음식물이 남아 있을 경우 마취중에 폐로 넘어가 폐렴이 될 수 있다.
4. 담배는 상처회복을 저해하고 염증 등의 부작용을 일으킬 수 있어 수술 전 2주부터 수술 후 3주 까지는 금연해야 한다. 또한 수술전날 과음을 하면 절대 안 된다.
5. 수술 당일 가능한 편한 앞트임 복장이 수술 후 옷 입기가 편하다.
6. 보호자와 동반하는 것이 좋으며 만약 혼자 오실 경우 수술 후 자가운전은 위험하므로 직접 운전하지 않도록 한다. 움직일 수는 있지만 집중력이 분산되어 위험하고, 술후 출혈을 일으킬 수도 있다.
7. 액세서리나 귀중품은 가급적 가져오지 않는다.
8. 수술당일 비누목욕과 샴푸를 꼭 하고 화장은 하지 않고 와야 한다.
9. 매니큐어나 페디큐어도 제거해야 한다.
10. 수술부위와 가까운 겨드랑이는 제모하고 와야 한다.
11. 생리중인 경우 부기나 멍이 더 지속될 수 있으므로 수술날짜는 생리기간을 피하는 것이 좋다. 하지만, 예약한 날짜와 겹치더라도 수술의 결과에 크게 지장이 있는 것은 아니므로 너무 걱정하지 않는다. 호르몬제 복용은 유선크기에 변화를 줄 수 있어 수술결과가 달라질 수 있으므로, 호르몬제 복용은 금지해야 한다.

5. 수술 후 주의사항

1. 수술직후 마취시 사용되는 산소튜브로 인해 목이 조금 아플 수 있다. 하지만 기침을 많이 해서 폐속에 있는 가래가 빨리 제거가 되도록 해야 회복도 빨라진다(헛기침을 하면 폐기능이 활성화된다).
2. 가습기를 사용해서 목이 건조하지 않도록 한다.
3. 복식호흡을 한다. 가슴근육의 긴장을 완화시키고 통증이완에도 도움이 된다.
4. 수술 후 48시간 정도는 절대 안정하시는 것이 좋으며 1주일까지는 팔을 무리하게 쓰지 않는 것이 좋다.
5. 수술부위가 나아가는 동안 조금 가려울 수 있는데 있는데 이때 절대 긁거나 문지르지 않는다. 수술부위가 변형되거나 풀릴 수도 있기 때문이다.
6. 수술후 흉터관리와 브래지어착용에 대해서는 병원의 지시에 따라야 한다.
7. 수술 후 첫 7일간은 항생제치료와 소독, 경과확인을 위해 3~4차례 내원해야 한다.
8. 샤워나 가벼운 목욕은 4~5일 이후에 가능하며 수술 후 1주일 후에 봉합사를 제거하게 된다.
9. 술, 담배는 염증은 유발할 수 있으므로 2~3주 동안은 금해야 한다.
10. 찜질, 사우나, 과격한 운동은 혈관을 확장하여 출혈을 일으키거나 수술모양을 변형시킬 수 있으므로 3주 동안은 조심해야 한다. 걷는 것은 괜찮지만 빠르게 오래 걷는 것은 좋지 않다.
11. 2주 동안은 무거운 물건(5kg 이상의 물건)을 들어 올리거나 심하게 잡아당기는 것은 피해야 한다.
12. 정기검진 날짜를 정확히 지켜 수술상태를 확인 하는 것이 좋다.
13. 의사가 하지 말라고 하는 것은 무엇이든지 하지 말아야 한다.

유방거상 수술 절개부위 관리방법

주의!!

수술후 대개 7일째부터 절개 부위에 종이 반창고를 6~8개월 동안 붙여야 흉이 덜 남아 빨리 아물게 됩니다(첫 1~3개월이 가장 중요합니다). 방심하시면 흉이 크게 남을 수 있으니 수술 후 관리가 무엇보다도 중요합니다.

종이 반창고는 미세한 구멍이 있어 공기와 물이 서로 통하므로 세수, 목욕, 화장, 사우나시에도 그대로 붙여두시면 됩니다. 그리고 10일~2주 정도마다 교체해 주시면 됩니다(여름철이나 땀이 많이 난 경우 2주 이상 너무 오래 붙이시면 습진이 생길 수 있기 때문에 교체시기를 적절히 조절하시는 것이 좋을 수 있습니다).

창상이 벌어지려고 하는 힘에 의해 흉이 발생하므로 그 힘에 반작용하도록 창상 방향과 직각으로 주변 조직을 모아주면서 붙이십시요(서로 1~2mm 정도 겹쳐 붙이면 힘도 잘 받고, 떼어낼 때에도 창상과 평행한 방향으로 한번에 떼어낼 수 있습니다).

수술후 체중감량은 흉터관리에 큰 도움이 됩니다. 살이 찌게 되면 상처도 함께 벌어지면서 흉이 더 생길 수 있으니 수술후 체중감량을 꼭 하셔야 합니다.

유방거상 수술후 브래지어 착용

주의!!

수술후 브래지어는 넉넉한 브래지어나 일반 브래지어보다는 병원에서 지정한 특수브래지어(아래로 밴드가 넓고 브래지어끈이 두껍고 가슴을 타이트하게 조여주는 브래지어)를 사용하시는 것이 좋으며 최소 6~8개월 정도 착용을 해 주시는 것이 좋습니다(권장은 2년 정도입니다).

운동시에는 꽉 조이는 헬스탑을 착용하시고 2개를 덧입으셔도 좋습니다.

브래지어 착용시에는 권장 사이즈보다 한 사이즈 작은 브래지어를 사용하시는 것이 좋을 수 있습니다.

유방거상 수술 전후사진

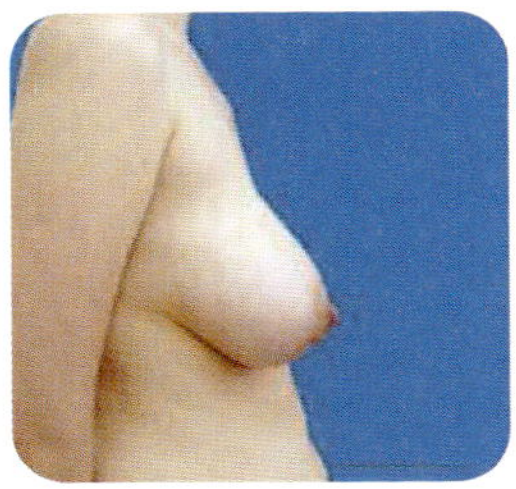

유방거상 **당일**

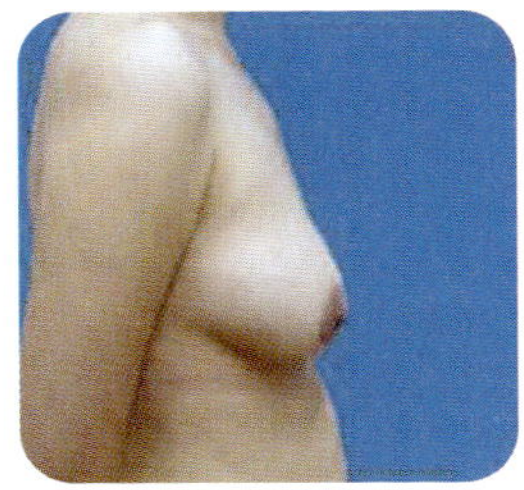

유방거상 **1개월**

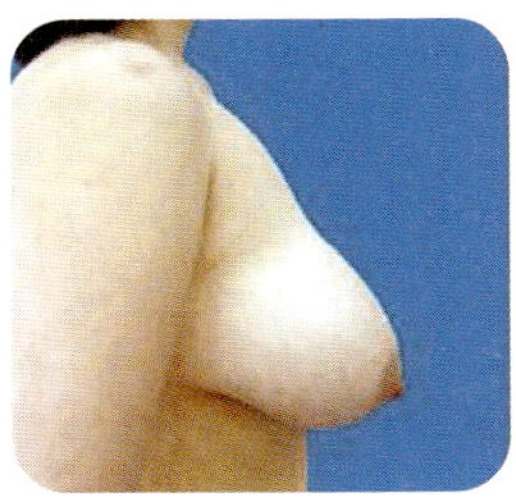

유방거상 **당일**

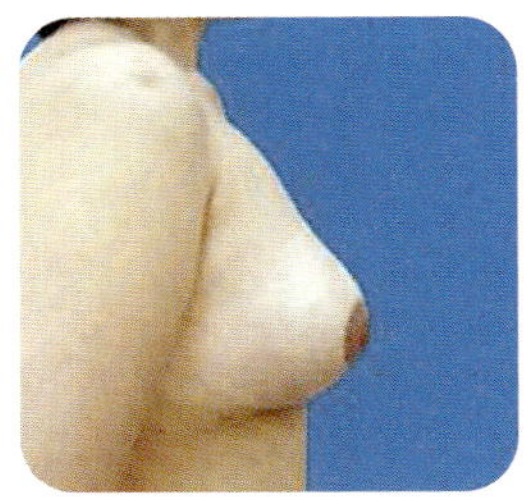

유방거상 **3개월**

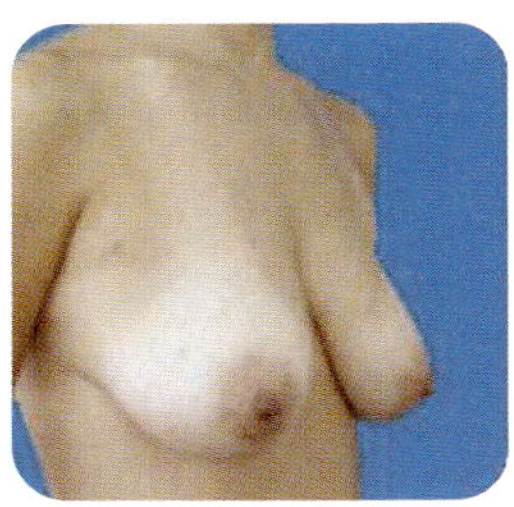

유방거상 **당일**

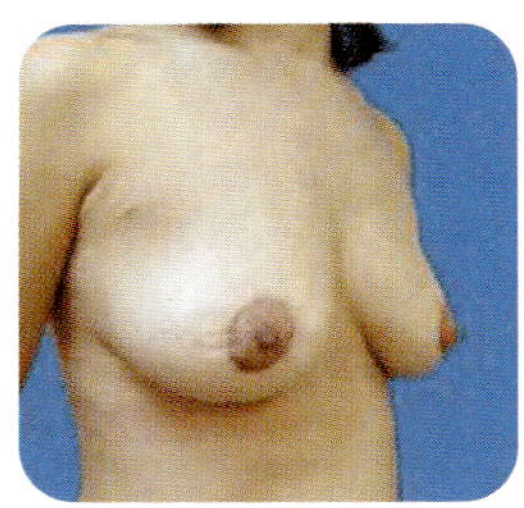

유방거상 **2개월**

IV. 유방재건술

IV. 유방재건술

1. 유방암

1) 유방암이란?

유방암은 유방조직에서 발생하여 몽우리로 확실하게 만져질 수도 있고, 때에 따라서는 단순히 유방이 두꺼워져 있는 것처럼 느껴질 수도 있습니다. 물론 유방암은 유두를 포함한 유방의 모든 부위에서 발생할 수도 있습니다. 이렇게 유방에서 시작된 암세포는 겨드랑이의 임파선(lymph node)으로 퍼져나갈 수도 있고, 더 멀리 폐, 간, 뼈, 뇌 등으로 퍼져나가 이들 중요 장기를 파괴하여 치명적인 상황으로 몰고 가기도 합니다. 유방암은 발생빈도도 높아서 서양 여성에게 발생하는 여러 가지 암 중에서 그 발생 순위가 1위로 보고되고 있습니다. 1990년의 미국 통계에 의하면 여성 9명 중 1명은 평생을 사는 동안 이 무서운 질병에 걸릴 확률이 있다고 합니다. 현재 우리나라에서도 유방암 발생빈도는 서양 국가보다는 낮지만 여성암 중에서 1위의 발생률을 보이고 있습니다. 이와 같이 무서운 유방암에 대해서 수많은 연구 업적이 있어 왔음에도 불구하고, 아직까지는 확실한 예방법이 세워져 있지 않기 때문에 현재로서는 그것을 발생 초기에 발견하여 치료하는 길만이 완치 효과를 얻어낼 수 있는 최선의 방법입니다.

2) 유방암의 원인

유방암이 생기는 원인을 아직 정확하게 모르기 때문에 이렇게 유방암이 증가하는 이

유에 대한 명확한 답은 없습니다. 그러나 많은 의학자들은 서구화되어가는 생활 패턴(Westernizing Living Style)이 중요한 요인이라는 것에 의견을 일치하고 있습니다. 일본의 경우 미국에 거주하는 일본인 2세나 3세의 유방암 발병률이 일본에 거주하는 사람들보다 2~3배 높다고 합니다. 이것은 생활 습관이 유방암 발병에 많은 영향을 끼친다는 증거의 하나입니다.하지만 구체적으로 어떠한 생활 습관이 유방암의 발생에 영향을 끼치는가 하는 것은 아직 불확실합니다. 70~80년대 경제발전으로 생활수준이 향상되어 파생된 한국인 식생활의 서구화, 특히 고지방식과 고칼로리식이 문제가 될 수 있다고 생각되지만 식이 자체보다는 이러한 식생활로 유발되는 비만자체가 여성호르몬의 밸런스를 무너트려 암 발생이 촉진된다고 보는 것이 정확한 표현일 것 같습니다. 또 청소년기 소녀들의 서구화된 식생활로 영양상태가 향상되고, 이에 따라 초경 연령이 빨라지고, 폐경 연령이 늦어지며, 비만 여성이 증가하는 등, 유방암 발생에 가장 중요한 역할을 하는 여성호르몬이 신체에 영향을 주는 기간이 길어지는 것이 유방암 증가의 가장 큰 원인이라는 것입니다. 독신성향, 결혼을 늦게 하는 것, 초산 연령의 증가, 아기를 적게 낳는 등의 서구화된 생활들도 유방암 발생에 영향을 주는 요인으로 주목되고 있습니다. 여성들의 최근 생활상을 생각할 때 유방암의 증가는 필연적일 수 있습니다.

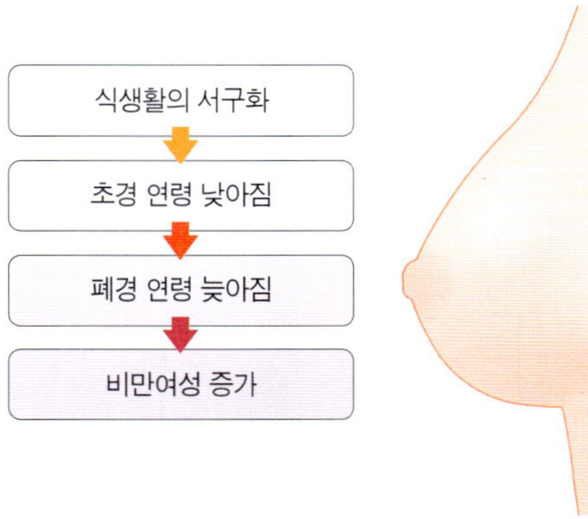
식생활의 서구화
초경 연령 낮아짐
폐경 연령 늦아짐
비만여성 증가

"유방암 발생에 가장 중요한 역할을 하는 **여성호르몬이 신체에 영향을 주는 기간이 길어지는 것**이 유방암 증가의 가장 큰 원인이다"

3) 유방암의 증상

유방암의 초기 단계에서는 대체로 증상이 없습니다. 암이 진행되어 유방에서 만져질 정도가 되려면 최소 1cm이상이 되어야 하고 이때는 병이 많이 진행된 상태입니다. 그러나 이 시기에라도 병원을 방문하여 정확히 유방암으로 진단되면 그나마 다행인데, 그렇지 않고 덩어리 혹은 멍울이 만져져도 아프지 않아 방치하거나 병원 방문을 차일피일 미루다가 치료의 적기를 놓쳐 안타까워하는 환자들이 의외로 많습니다.

그 외에 유방피부가 두꺼워지거나 유방의 크기나 모양이 변할 수도 있으며, 피부의 색깔이나 감각이 변하거나 유두에서 분비물이 나올수도 있습니다. 따라서 조기에 유방암을 발견하여 유방도 보존하고 완치로 가려면 정기적으로 유방암 전문 외과의사에게 진찰을 받고 검사를 받는 방법 뿐입니다.

유방암 증상은 멍울, 장액성(진물) 혹은 혈성 유두분비, 유방통, 유두함몰, 유두습진 등인데 가장 흔한 대표적인 증상 2개를 꼽아보면 별로 아프지 않은 멍울, 한쪽에서만 나오는 장, 혈성 유두분비입니다.

진정한 몸과 마음의 치료 "유방재건 수술"

유방 재건성형은 단순히 없어진 가슴조직의 복원이 아니라 환자들에 대한 심리적인 지지의 의미이다.

암이나 선천적인 원인에 의한 유방조직의 상실은 단순히 암의 치료나 질병의 측면에서 끝나지 않고 환자에게는 엄청난 심리적인 스트레스이다.

유선절제를 한 여성의 80% 이상이 자신을 장애인(handicapped)이라고 생각한다는 조사결과처럼 유방암 재건은 단순한 상실에 대한 복원이 아닌 스스로를 구속하는 장애로부터 온전한 삶으로 나아가는 길입니다.

하지만 이제 유방재건수술이라는 성형 수술이 있기에 여성의 상실이라는 두려움 앞에 선 유방암 환자들이 수술을 결정하는데 더 용기를 낼 수 있게 되었다.

이와 함께 현재 의학의 발달은 암의 조기 발견과 외과적 수술방법의 발달에 의해 유방의 전체 절제가 아닌 부분 변형 절제 수술이 많이 이루어지고 있다. 이러한 변형 절제술 이후에는 유방재건 수술의 기회와 방법이 다양화 될 수 있다.

"유방 재건 수술을 통해 이제는 진정한 의 기쁨과 희망을 함께 할 수 있을 것이다."

2. 유방암 수술 후 유방재건

1) 유방재건 수술의 필요성

유방암의 치료 후 환자분들의 재활 역시 치료의 중요한 부분입니다. 유방암 절제술을 받은 환자들이 공중목욕탕에 가고 싶지만 주위의 눈이 두려워 갈 수가 없다는 고백을 하는 경우가 종종 있습니다. 선진국의 경우 이러한 재활을 전문으로 하는 인력들(정신과 의사, 물리치료사, 사회사업가 등)이 팀을 이루어 조직적으로 환자들을 관리하는 사례가 많지만 아직 우리나라에서는 여러가지 여건상 어려운 실정입니다. 보고에 의하면 유방 절제술을 시행한 환자 중 대부분이 자신이 신체에 대해 열등감과 우울증에 시달린다고 하는 만큼 유방암 치료 후의 재활에 대한 사회적인 관심이 시급한 때입니다.유방절제술 후 여성의 상징인 유방을 잃은 환자들은 상실감과 열등의식, 우울증 등에 시달리게 되며 몸 밖의 속옷 속에 넣는 보형물을 사용한다하더라도 환자가 신체에 대한 자신감을 회복하기는 어려우므로 유방재건술의 필요성이 점점 높아져 가고 있습니다.

2) 유방재건 수술의 효과

유방암 수술을 받은 대부분의 여성들은 생명을 되찾은 기쁨보다는 수술 후 가슴을 잃었다는 것에 대단한 충격을 받고 심한 우울증을 겪는 경우가 많습니다. 많은 환자들은 유방이 없어진다는 것을 여성으로서의 생명이 끝난 것이나 다름없다고 여기는 것을 보면, 그만큼 여성에게 유방은 생명만큼 귀중하다는 것을 알 수 있습니다. 이 경우 유방 재건 수술을 통해 새로 가슴을 갖게 되면 정신적인 만족감은 두 배가 될 수 있습니다.아직 우리나라에서는 유방암에 대한 사회적인 인식이 부족하여 유방암의 조기 발견과 치료에 관심이 더 집중되고 있지만 삶의 질에 대한 관심이 올라가면서 점차 많은 환자들이 유방재건에 관심을 가지고 문의를 하고 있습니다.

3) 수술시기와 방법의 선택

유방을 다시 만들어주는 시기에 따라 유방절제술과 동시에 시행하는 '즉시 유방재건술' 과 유방암 수술 후 일정정도의 시간이 경과하여 상처가 아물어 흉터가 부드러워지고, 필요할 경우 부가적인 항암치료나 방사선치료를 마치고, 유방암의 재발이나 전이 가능성이 떨어진다고 판단될 때 시행하는 '지연 유방재건술' 이 있습니다.

유방절제술 후 바로 유방을 만들어줄 경우 환자가 유방이 없음으로 인해 받는 정신적 스트레스를 피할 수 있으나, 수술이 복잡하고 시간이 오래 걸리며 수술로 인한 합병증이 더 많이 발생합니다. 반대로, 수술을 늦출 경우 신체적으로 회복할 수 있는 여유가 생기고 상처회복지연과 같은 문제에 대한 걱정이 없는 반면 여성의 상징인 유방이 없다는 상실감으로 정신적 고통을 받게 됩니다.

유방을 만들어주는 방법에는 유방보형물이나 조직확장기와 같은 인공보형물을 넣어주는 방법과 자신의 신체일부인 피부나 지방, 근육을 옮겨와 유방을 만들어주는 자가 조직 이식술이 있습니다.

각각의 방법은 장점과 단점을 함께 가지고 있기 때문에, 환자의 상태 및 유방절제술의 방법, 반대쪽 정상 유방 상태 등 여러 가지를 고려해서 재건방법을 결정하게 됩니다. 유두와 유륜을 만드는 일도 중요한데 유방재건시 동시에 시행하기도 하고, 3개월 이상 지난 다음 시행하기도 합니다. 반대편의 유두나 유륜조직을 이식하거나 문신을 이용해 만들어 줍니다.

유방재건술은 수술 후 생존율에 변화를 주지 않으면서 유방재건을 통해 본래의 유방모습을 갖고 정상적인 사회생활을 할 수 있도록 최소의 수술로 유방의 형태를 복원할 수 있는 방법을 선택해야 하며, 이때 복원된 유방과 반대 측의 유방이 미용적으로 대칭이면서 만족스러운 모양이 되도록 반대 측 유방이 작으면 확대수술을 크면 축소수술을 시행하는 것이 좋습니다.

3. 수술 방법

1) 인공보형물을 이용한 유방재건술

(1) 유방보형물 삽입을 이용한 유방재건술

일반적으로 작은 가슴을 크게 확대시키는 방법과 동일한 개념이라 할 수 있습니다.

유방절제 수술 후 사라진 조직만큼의 볼륨에 해당되는 보형물을 삽입하여 가슴의 크기를 확대시키는 방법입니다. 다양한 크기와 모양의 유방 보형물이 개발되어 있으며, 건강한 쪽의 유방과 가장 잘 어울리는 보형물을 선택하게 됩니다.

(2) 조직확장기를 이용한 유방재건술

유방암 수술 후 유방 재건술에서 가장 많이 사용되는 수술방법입니다.

암 수술시 생긴 흉터를 통해서 근육 밑에 먼저 조직 확장기를 삽입한 후에 겨드랑이 쪽이나 피부 바깥으로 나온 조직확장기에 연결된 포트를 통해 대략 3~4개월의 기간 동안 서서히 생리식염수를 조금씩 넣어서 가슴의 피부를 확장하게 됩니다. 가슴 피부를 다 늘리고 난 후, 조직확장기를 제거하고 유방보형물로 갈아 끼워주는 방법입니다.

조직확장기를 이용해서 피부를 늘리는 기간동안 일상생활이 모두 가능합니다.

남아있는 조직들이 충분한 경우 유방보형물만 넣어줘도 만족할만한 결과를 얻을 수 있습니다.

하지만, 보존된 피부조직의 양이 충분하지 못한 경우에는 우선 조직확장기를 넣어 부족한 조직을 늘려준 후, 조직확장기를 빼고 이차적으로 늘어난 공간에 유방보형물을 넣어주는 두 단계의 시술을 시행합니다.

다른 곳에서 조직을 이전해 올 필요가 없어 새로운 흉터를 만들지 않고, 수술시간이 짧고 회복이 빠르며, 주변에 있는 같은 색깔, 질감, 감각의 조직을 사용하므로 반대쪽 유방과 조화를 잘 이룹니다. 그러나 두 번 이상의 수술을 필요로 하는 경우가 많고, 수술 전후에 방사선치료를 할 경우 상처회복지연이나 피막구축 등의 문제가 일어나며, 조직확장기를 사용할 경우 주기적으로 병원에 내원해야 하며 재건하는데 오랜 기간이 필요합니다.

과거에는 광범위한 유방조직을 제거하는 유방절제술을 사용하였으나, 최근에는 피부나 가슴근육을 가능한 보존하는 방법이 선호되고 있고, 조직확장기와 유방보형물의 발달로 재건된 유방의 모양이나 촉감 같은 미용적 결과도 나아지고 있어 인공보형물을 이용한 재건술이 늘어나고 있습니다.

(3) 스펙트럼(더블루멘) 보형물을 이용한 유방재건술

식염수를 주입할 수 있는 포트가 연결되어 있어 수술 후 유방의 크기를 확장, 조정할 수 있으면서도 영구적인 유방보형물을 식염수보형물 중 스펙트럼이라 합니다. 이때 바깥쪽엔 실리콘 젤이 채워져 있고 내부엔 식염수 주머니로 구성되어있는 이중내강 보형물로 된 것을 더블루멘 보형물이라 합니다.

이러한 보형물들은 보형물을 넣어준 후 식염수를 주입하여 조직확장기처럼 유방의 크기를 조절해 가다가 작은 절개로 주입부 포트만 제거하면 영구적인 가슴 보형물이 되므로 두 번의 수술이 아닌(확장기 삽입-가슴보형물 교체) 한번의 수술로 재건을 마칠 수 있다는 큰 장점이 있습니다.

따라서 일차 수술에서 조직확장기를 사용하고 2차에 보형물을 사용하던 기존의 방법보다 수술의 횟수가 줄어들 뿐만 아니라, 넣을 수 있는 식염수의 양을 조절할 수 있어 과정이 간편하고 좌우측 유방의 크기조절도 매우 용이합니다. 최종적인 유방의 크기가 만들어진 후에는 국소 마취하에 식염수를 주입하는 포트를 제거하여 줍니다.

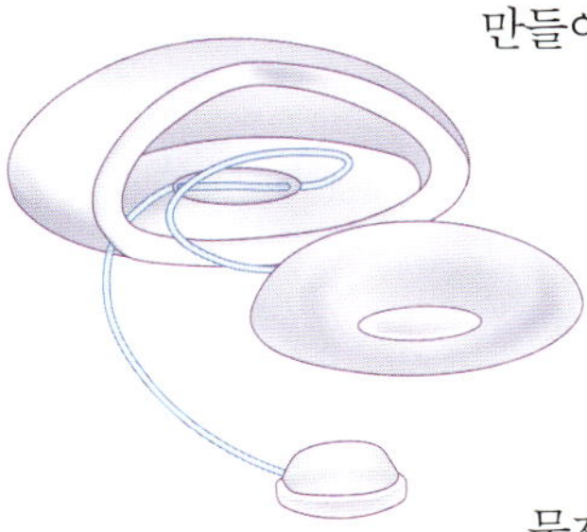

더블루멘은 바깥쪽 주머니에 실리콘겔이 채워져 있어 피부 표면에서 만져지는 느낌이 매우 우수해 일반적인 유방확대에도 많이 쓰여 왔었습니다.

인공보형물이나 확장기 스펙트럼 보형물을 이용한 재건의 경우 이물질인 '보형물' 자체로 인한 부작용은 늘 염두에 두어야 합니다. 하지만 문제발생 후에도 아직 자가조직 피판술을 이용할 수 있다는 것은 큰 장점이 될 수 있습니다.

2) 자가조직을 이용한 방법

복부, 등, 엉덩이, 옆구리 부위 등에서 자신의 피부, 지방, 근육 등의 조직을 옮겨와 유방을 만들어주는 방법으로 복근과 아랫배의 피부와 지방을 이용한 방법이 가장 많이 사용됩니다.

혈관이 풍부한 자신의 조직을 이용하기 때문에 자연스러우며 부가적인 방사선 치료 등에 영향을 덜 받지만, 다른 곳에서 조직을 옮겨와야 하기 때문에 수술이 크고 오래 걸리며 회복기간이 길고, 재건된 유방부위의 피부색이 기존의 유방과 다르고, 감각이 떨어지며, 조직을 제공한 부위에 피가 고이거나 흉터가 크게 생기는 등의 문제가 발생할 수 있습니다.

(1) 복부 조직을 이용한 방법

대개의 여성이 임신한 경험이 있으므로 아랫배의 피부가 늘어나서 처져 있고, 지방이 축적되어 있어서 이 부위의 남는 피부, 지방 및 근육을 이용하면 반대편의 크기나 모양이 유사한 유방을 새로 만들 수 있습니다. 또 처진 아랫배가 날씬해지고 흉도 적게 남으면서 팬티 안에 가려집니다. 이 수술을 받은 후 일주일 정도 침대에 누워 있게 하거나 복대를 사용해 주면 별 무리 없이 상처가 아물게 되지만 배에 수술 받은 자국이 있거나 흉이 있으면 이 방법을 이용할 수 없습니다.

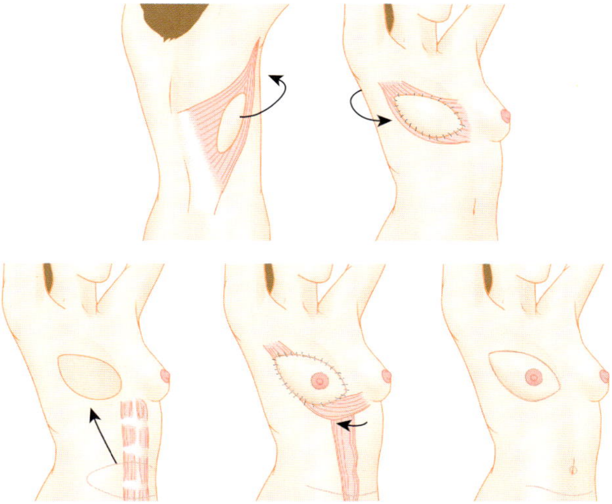

복부 근육 및 지방 또는 엉덩이 살을 이용한 유방재건술

유방절제술 후 하복부의 피부와 지방을 이용해서 인공유방을 만들기도 한다. 배아래쪽에 비키니 라인을 따라 새로운 흉터가 남게 된다.

(2) 등 조직을 이용한 방법

등의 피부, 지방, 근육을 채취하여 가슴 부위로 옮겨서 유방을 만드는 비교적 간단한 방법입니다. 이 방법은 채취할 수 있는 조직의 양이 적어서 반대편 유방이 크거나 처진 경우에는 인조 유방을 근육 밑에 삽입해야 하는 단점이 있습니다.

(3) 엉덩이 조직을 이용한 방법

여성의 엉덩이에는 많은 양의 지방이 있어 이 부위의 피부, 지방, 근육을 채취하여 가슴 부위로 옮겨서 현미경을 이용하여 혈관 문합술을 시행함으로써 유방을 만드는 방법입니다. 이 방법은 배나 등의 조직을 사용하지 못할 때 시술하게 됩니다.

4) 유륜, 유두 재건수술

(1) 유륜재건술

유륜재건은 대개 3.5cm에서 4.5cm 정도의 크기를 건강한 쪽 유륜에 맞춰 재건하는데 색깔의 조화를 위해 문신을 하는 경우와 피부이식을 하는 경우가 있습니다. 피부이식은 백인의 경우 허벅지의 안쪽 부분에서 피부이식을 하여 색깔의 조화를 유도할 수 있으며 동양인이나 흑인의 경우 사타구니 혹은 소음순 등에서 피부이식을 할 수 있습니다.

최근에는 공여부 손상이 필요없는 문신기법이 널리 쓰이고 있습니다.

(2) 유두재건술

유두재건은 복합조직이식이나 국소피판술로 재건할 수 있는데 복합조직이식은 건강한 쪽 유두의 일부를 이용하는 것과 귓밥, 혹은 발가락 수질, 소음순 등에서 이용할 수 있으며 크기는 대개 0.8~1.2cm 정도를 건강한 쪽 유두의 피부 색깔에 맞춰 선택하게 됩니다. 즉 서양인의 경우는 귓밥의 색깔이 좋으며 동양인이나 흑인의 경우는 소음순 등의 색깔이 건강한 쪽과 유사합니다.국소피판술로서는 유두의 돌출과 혈액순환을 위해 유두중앙 부위의 지방을 유두재건에 포함시키게 됩니다.

유방재건 수술방법

유방재건 수술방법

	수술대상	장점	제외대상
유방보형물 삽입을 이용한 유방재건	• 변형근치유방절제술 또는 부분 절제술을 받은 경우 • 가슴을 절제해낸 범위가 많지 않고 어느 정도 피부와 조직이 남아있는 경우 • 암 수술 후 반대편 가슴과의 길이 차이가 5cm 이하인 경우 • 가슴이 작고 처짐이 없는 날씬한 여성에게서 반대편의 가슴에 쉽게 맞출 수 있는 경우	• 암 수술시 생긴 흉터를 이용하여 추가의 흉터가 생기지 않는다. • 수술이 간단하다. • 회복기가 짧다. • 암 재발시 진단이 용이하다.	–
조직확장기를 이용한 유방재건	• 절제 수술을 받은 후 바로 보형물을 넣어 재건하기에는 가슴의 피부가 모자란 경우 • 반대편의 가슴이 어느 정도 큰 경우 • 유방 하수를 약간 만들어 자연스러운 가슴을 만들고 싶은 경우	• 암 수술시 생긴 흉터를 이용하여 추가의 흉터가 생기지 않는다. • 수술시간이 짧고 회복이 빠르다. • 유방 주변 조직을 사용하여 색이나 질감 등이 반대편 유방과 조화롭다. • 피막 구축을 줄일 수 있어 더 자연스러운 모양의 가슴이 가능하다.	• 피부에 손상이 있는 경우 • 피부가 얇으면서 탄력성이 없는 경우 • 수술전후에 방사선 치료를 받을 경우
자가조직을 이용한 유방재건	• 유방암 수술 후 피부에 여유가 별로 없는 경우 • 오랜 방사선 치료로 피부의 탄력이 거의 없는 경우 • 조직확장기를 이용해 유방재건을 시도해 봤지만 좋은 결과를 얻지 못한 경우	• 자기조직으로 자연스러울 수 있다. • 방사선 치료에 영향을 덜 받는다. • 유방을 복원하면서 동시에 뱃살을 제거할 수 있다.	• 수술시간이 오래 걸리고 회복기가 길다. • 재건된 유방부위의 피부색이 기존의 유방과 다를 수도 있다. • 조직을 제공한 부위에 흉터가 크게 생길 수 있다.

4. 안전한 마취와 빠른 일상복귀

수술을 안전하게 하기 위해서는 환자가 기존에 앓고 있는 병이나 먹고 있는 약물 같은 과거병력부터 현재의 상태를 알 수 있는 종합혈액검사, 소변검사, 심전도, 흉부 X-선 촬영 등 환자의 상태를 포괄적으로 미리 점검해야 합니다. 수술방법에 따라 혈관조영술이나 혈관도플러 검사 등이 필요할 수도 있습니다.

전신마취는 비교적 안전한 마취입니다. 하지만 전신마취가 안전하려면 그 전에 반드시 필요한 것이 있습니다.

바로 환자상태에 대한 충분한 검사입니다.

이런 일련의 과정이 환자에게는 부담스럽고 성가시게 느껴질 수도 있습니다. 하지만 유방확대술도 맹장수술이나 골절수술처럼 일반적인 수술이 가지는 위험을 똑같이 가지기 때문에 보다 안전하고 만족스러운 결과를 얻기 위해서는 꼭 필요한 과정입니다.

검사 후 검사결과에 따라 내과적인 검사나 유방외과적인 검사상 정상범위가 아닌 경우 내과전문의나 유방외과 전문의의 소견을 들어보는 과정도 매우 중요합니다.

검사결과에 따라 수술이 연기되거나 취소가 되더라도 이러한 과정은 매우 중요하답니다.

5. 수술 후 합병증

출혈, 감염, 부종 등 어느 수술에서나 올 수 있는 수술 후 합병증이 유방재건수술 후에도 생길 가능성이 있습니다. 보형물을 넣어주는 수술의 경우 삽입술을 시행하고 상당한 시간이 경과한 후 드물게 보형물 주위조직에 심한 구축이 일어날 수 있습니다.

자가조직 이식술을 시행한 후에는 옮겨온 조직의 일부 혹은 전체가 괴사될 수 있으며, 복부 등의 근육으로부터 조직을 얻어 미세혈관 현미경 수술을 통해 유방을 재건해주는 유리 피판술의 경우는 여러 가지 요인으로 수술 실패의 가능성도 있습니다. 어느 방법이든지 수술부위의 흉터는 남게 되며 반대쪽 정상유방과 완전히 같은 유방을 만들 수 있는 것은 아닙니다. 유방종양의 재발률이 유방재건 수술 후 더 높아지진 않습니다.

6. 수술시 주의사항

1. 유방암을 치료받는 병원에서 유방암 재발이 없다는 판정을 미리 받아야 합니다.
2. 인공보형물을 이용한 수술의 경우 대부분 당일퇴원하게 되며, 자가조직 이식술의 경우는 입원이 필요할 수도 있습니다.
3. 수술 부위에 피나 장액이 고이는 것을 방지하기 위해 흡인배출관을 꽂아두고 나오는 양이 줄어들면 2~3일 후에 뽑아줍니다.
4. 자가조직 이식술은 회복까지 대개 6주 이상의 시간이 걸리며, 조직 확장기를 이용한 경우는 피부를 늘리는데 2~3개월이 소모되며 그 후 약 2개월 정도의 기간이 더 필요합니다.
5. 재건된 유방은 정상적인 유방의 감각을 찾을 수 없지만 때때로 부분적인 감각의 회복이 있는 경우도 있습니다.
6. 수술 흉터는 약 3~4개월이 지나면 붉은 색에서 점차 살색으로 변합니다.
7. 수술 후 의사의 권유에 따라서 운동 및 마사지를 해야 하며, 기본적으로 가슴에 힘을 주는 운동이나 활동은 수술 후 약 4~6주간은 피하는 것이 좋습니다.

7. 유방암 예방법

1) 유방암 예방법

유방암은 초기에 발견하면 완치가 가능하므로 정기검진을 통한 조기 발견이 가장 중요합니다.

유방암을 예방할 수 있는 여러 가지 음식물도 있습니다. 비타민 C와 베타카로틴이 많이 함유된 음식인 감, 귤, 늙은 호박, 당근, 시금치, 그리고 콩단백질이 많이 함유된 두부, 된장, 간장 등이 그것입니다. 비타민 C와 베타카로틴은 정상 신진대사 과정에서 생기는 유기화학물질의 암 유발 기능을 억제시키는 작용을 하게 됩니다. 콩단백질이 많이 들어있는 음식물에는 유방암 촉진 여성 호르몬 활동을 억제시켜 주는 식물성 에스트로젠이 많이 함유되어 있으므로 유방암 예방에 매우 좋습니다. 그러나 유방암 예방에 좋은 음식물을 많이 섭취하고 유방암의 원인이 될 수 있는 인자를 멀리한다 하더라도 유방암 발생 가능성은 언제나 존재할 수 있습니다. 따라서 가장 중요한 건강 수칙은 유방암 정기 검진입니다. 유방암은 다른 장기의 암과는 달리 조기에만 발견하면 완치가 가능합니다. 그리고 최근에는 유방암 정기 검진으로 조기에 유방암을 발견하는 경우가 점차 증가하고 있습니다.유방암 조기 발견을 위해 20대가 지나면 매월 한번 월경이 끝나고 2~3일 후 자가 검진을 통해 스스로 유방의 변화를 관찰하는 것이 좋습니다. 우리나라 여성은 40대와 30대에서 유방암 발생률이 높기 때문에 30대가 되면 1~2년에 한번씩 50대 이후에는 매년 유방 X-선 검사 및 초음파 검사를 받는 것이 좋습니다.유방암이 적었던 과거의 우리들의 어머니들은 출산을 많이 하고, 모유로 아이를 키우고, 콩단백질이 든 두부 된장을 많이 드셨습니다. 현대 우리나라 여성들은 유방암 예방을 위해서 그 분들을 타산지석으로 삼아야 하겠습니다.

2) 유방암 자가진단법

유방자가검진은 비용도 들지 않고, 위험성이 없는 좋은 방법으로서 널리 자가검진을 권하고 있으며, 유방암 환자의 80% 이상이 자가검진에 의해 발견되는 사실에 주목하면 자가검진은 꼭 필요합니다.

유방자가검진의 적절한 시기는 매월 월경 종료 후 1주일 이내 기간(유방이 가장 가벼운 시기)입니다. 이때가 유방이 가장 부드럽기 때문입니다. 폐경기 후에는 매월 일정일(예: 1, 15, 30일)을 정하여 정기적으로 자가검진을 하는 것이 좋습니다.

유방자가검진 방법은 손가락 3개를 모아서 유방조직을 부드럽게 둥글리는 형태로 촉진합니다. 촉진할 때 유방 양쪽을 체계적으로(예: 시계방향) 완전하게 해야 합니다.

(1) 샤워시 자가검진법

① 한쪽 팔을 들어올리고 다른 팔 손가락의 평평한 면을 유방의 바깥쪽에 올려 놓습니다.

② 손에 힘을 주어가며 비비듯이 유방 위에서 젖꼭지 쪽으로 작은 동심원을 그립니다.

③ 동심원을 그리며 몽우리가 만져지거나 피부가 두꺼워진 부분이 없는지 세심하게 만져보세요.

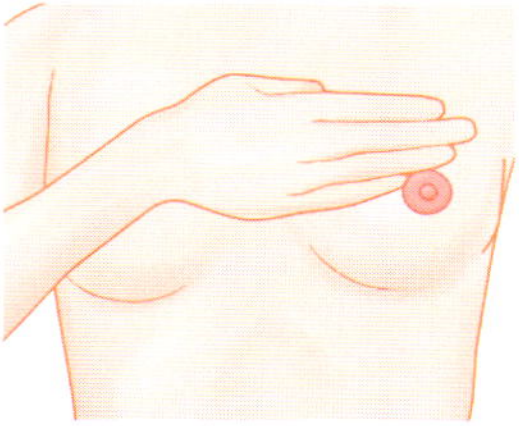

(2) 거울 앞에서 하는 자가검진법

① 팔을 옆으로 벌렸다가 서서히 머리위로 팔을 올립니다. 이때 당시 유방의 크기나 모양이 변하지는 않는지 살펴보세요.

② 피부가 움푹 들어간 데는 없는지, 피부색이 이상하진 않는지, 살살 젖꼭지를 눌렀을 때 분비물이 나오는가도 검사합니다.

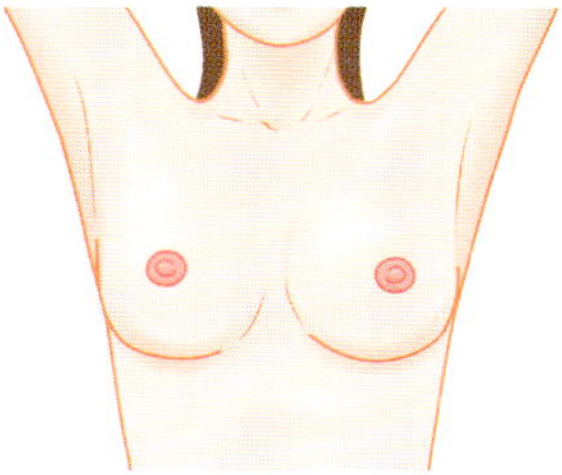

(3) 똑바로 누워서 하는 자가검진법

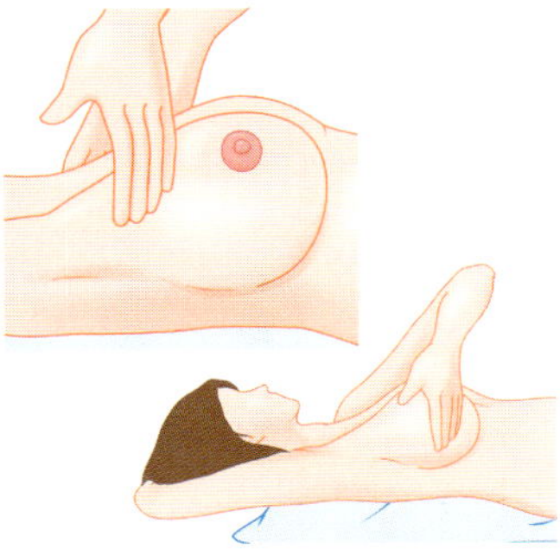

① 타월이나 베개를 오른쪽 어깨 밑에 넣고 오른손으로 머리를 베고 눕습니다. 왼손으로는 오른쪽 유방을 검사하세요.

② 가운데 세 손가락을 펴고 가볍게 누르며 작은 동심원을 그리면서 유방의 가장 바깥쪽에서 시작하여 서서히 젖꼭지 쪽으로 누르며 검사하세요.

③ 오른쪽이 끝나면 왼쪽을 같은 방법으로 검사합니다.

④ 겨드랑이를 검사하기 위해서는 검사할 쪽 팔을 단단한 책상 등에 올리고 반대쪽 손으로 동심원을 그리며 움푹 들어간 데는 없는지 피부색이 이상하지 않은지, 살살 젖꼭지를 눌렀을 때 분비물이 나오지는 않는지 살펴보세요.

⑤ 어떤 변화나 의심이 생기면 전문가의 진찰을 받아야 합니다.

⑥ 자가진단이 정기적인 의사의 검진을 대신할 수는 없으며 자가 검진에 의한 진단이 항상 옳지는 않습니다.

V. 함몰유두

V. 함몰유두

1. 함몰유두란?

유두가 돌출되어 있지 않고 유방에 묻혀있는 경우를 함몰유두라고 말합니다. 우리나라 여성의 3% 가량이 함몰유두를 지닌 것으로 알려져 있으며, 외국 여성의 평균 발생 빈도인 2%보다 다소 높은 수치로 우리나라 여성에게 함몰 유두가 더 많은 이유는 특별히 밝혀지지 않고 있습니다(우리나라에서 19~26세 미혼 여성 1천 6백여명을 대상으로 조사한 결과 전체 대상자의 3.26%에 해당하는 53명이 함몰유두를 갖고 있었다는 보고가 있었습니다). 대부분 선천적으로 발생하는데 특징적으로 유두 밑을 지지해 주는 조직이 부족하고 유관이 짧아 유두를 안쪽으로 잡아당기며 단단한 섬유조직이 유두의 돌출을 억제하고 있습니다.

젖꼭지가 거꾸로 유방 안쪽으로 숨어 있는 '함몰유두' 는 미관상 아름답지 못하며 유두 주위가 청결하지 못해 유방염이 발생할 수 있고 수유에 지장을 초래하는 하나의 질병이라고 할 수 있습니다. 간혹 아기가 태어난 후 바로 젖꼭지에서 젖을 짜주지 않으면 함몰유두가 생긴다고 알려져 있어 아기의 젖꼭지를 심하게 자극하는 경우가 있는데 이러한 어린 영아기의 강한 자극은 오히려 유관 조직을 손상시켜 유선관을 영구히 손상시킬 수 있으므로 부모들의 이런 행동은 삼가 하는 것이 좋습니다.

2. 함몰유두 수술의 필요성

함몰유두는 일상생활에 큰 지장이 없으나 아름답지 못하다는 부정적 자아상(self-image)으로 인한 열등감과 파묻힌 유두주변에 분비물이 끼어 냄새가 나는 등 청결을 유지하기가 어렵고, 출산 후 모유수유가 곤란하며 성생활에 불편함을 야기하는 등 미용적, 기능적, 정신적인 문제가 초래됩니다.

유두 교정기와 같은 비수술적인 방법으로는 교정되지 않는 경우가 많아, 대부분 수술적 교정이 필요합니다. 임신, 분만, 수유 과정에서 자연 치유되기도 하지만, 대부분 오히려 악화되는 경향을 보이기 때문에 미리 수술로 치료하는 것이 좋습니다.

평소 불편함 없이 지내다가 출산 후 불어난 유방에 묻힌 젖꼭지를 아기에게 물릴 수도 없고 고여있는 젖을 짜낼 수도 없어 심한 젖몸살과 유방염을 앓고 난 후에야 치료에 관심을 갖게 되는 경우가 많습니다. 최근 최소한의 절개로 수술자국을 줄이고 유관을 최대한 보존하는 수술방법의 발달로 수술 후에도 수유가 가능한 경우가 많아 결혼 전에 교정해 주는 추세입니다.

3. 함몰유두 수술 대상

1형 : 가끔 들어가는 유두

2형 : 평소에는 들어가 있으나 가끔 나오는 유두

3형 : 항상 들어가 있는 유두

- 2형과 3형의 경우에는 외과적 수술이 필요한 경우입니다.

함몰유두 수술은 ① 미용상의 목적 ② 수유의 목적 ③ 청결문제로 인한 염증발생의 예방 목적이 있으므로 함몰유두가 있는 경우 먼저 의료진과 유두의 함몰 정도와 수술적 교정 여부를 상담해야 합니다.

4. 함몰유두 수술 방법

함몰유두 수술은 국소 마취를 통해 짧은 시간 안에 이루어지는 수술입니다. 과거에는 유관을 모두 절단하는 방법을 주로 사용하여 수술 후 수유가 불가능 하였으나, 최근에 시행하는 '최소절개 유관 보존법' 은 유두 주위에 작은 절개창을 만들어 짧아진 최소한의 유관만을 잘라주고 대부분의 유관조직을 보존하여 최대한 수유가 가능하도록 해주는 수술로, 유두 밑을 3~5mm정도 절개 한 뒤 유관 조직을 늘려 주고, 유두를 아래로 잡아당기는 단단한 결체조직을 분리하거나 끊어준 다음 쌈지봉합하여 흉터가 작고 부작용이 거의 없습니다.

부분마취로 30분~1시간 정도 소요되므로 점심시간을 이용하는 분도 많습니다. 수술 후 바로 업무에 복귀할 수 있을 정도로 일상생활에는 지장을 주지 않으나 일주일 정도는 조심하는 것이 좋아 보호대를 하여 줍니다.

5. 수술 전 상담의 중요성

함몰유두는 수술 후 재발 가능성, 수유의 문제, 흉터에 관련된 문제에 대해 미리 상세한 상담을 해야 합니다.

특히 미혼 여성일 경우에는 최대한 수유가 가능한 수술법을 선택하는 것이 좋습니다.

이때 결혼 전에 수술하는 것이 좋은데, 유관의 손상여부와 수유가능성, 함몰유두의 재발에 대한 검토와 논의가 필요합니다.

보통 함몰유두가 재발하더라도 재수술이 가능하므로 미리 걱정할 필요는 없습니다.

6. 수술의 부작용

함몰유두수술의 경우, 흔하지는 않지만 다음과 같은 부작용이 나타날 수 있습니다. 부작용이 생겼을 경우에는 전문의와의 상담을 통해 재수술 등의 방법을 찾는 것이 좋습니다.

1) 흉터의 문제

흉터가 생기기는 하나 유륜 내에 아주 작은 크기로 생기므로 흉터에 대한 부담감이 적은 수술입니다. 하지만 켈로이드성 체질인 경우에는 흉터가 부풀어 오를 수 있으므로 수술 전에 흉터에 관한 설명을 듣고 수술 결정에 신중해야 합니다.

2) 수유 장애

대부분 정도의 차이가 있으나 수유에 장애를 일으킬 수 있습니다. 미혼 여성일 경우에는 반드시 수술 전에 수유에 관한 상담을 받아야 하며 유관을 최대한 보존하는 방법으로 수술해야 합니다.

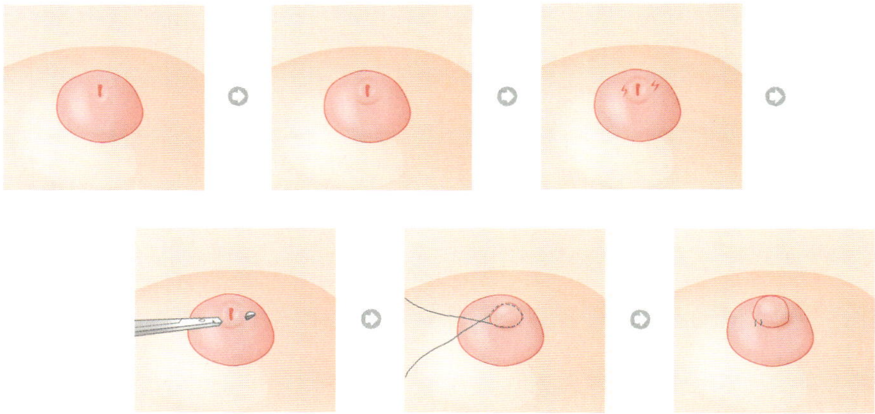

3) 유두 감각의 저하

일시적으로 유두의 감각이 떨어질 수 있으나, 대부분 6개월에서 1년 정도 지나면 상당 부분의 감각이 회복되므로 크게 걱정할 필요는 없습니다. 그러나 간혹 영구히 감각이 떨어지는 경우도 있으니 수술 전에 이를 반드시 숙지해야 합니다.

4) 함몰 재발

수술 후에 함몰된 유두가 재발할 수도 있는데 확률적으로 0~10%정도라고 보고되고 있습니다. 함몰의 정도가 심할수록 재발률은 높아질 수 있습니다. 재발이 될 경우 재수술이 필요할 수 있으며 재발하더라도 재수술로 교정이 가능하기 때문에 크게 걱정할 필요는 없습니다.

7. 수술 전 주의사항

1. 부분마취로 시행되며 1시간 정도 소요된다. 만일 수면마취로 수술 할 경우 수술 전 4~6시간 이상 금식해야 한다.
2. 수술 전에 미리 샤워를 하고 몸에 아무 것도 바르지 않는 것이 좋다.
3. 수술하러 갈 때는 편안하고 여유 있는 웃옷을 입어야 하며 가능한 한 앞여밈이 있는 셔츠가 수술 후 옷 입기에 더 편하다.

8. 수술 후 주의사항

1. 보통 안정을 취한 후 당일 퇴원하게 된다.
2. 바로 일상생활이 가능할 수 있으며 실밥을 푼 후에는 샤워도 가능하다.
3. 한 달 정도 격렬한 운동을 삼가하고 약 2~3주 동안은 유두에 강한 자극은 피하는 것이 좋다.
4. 수술 후 유두가 예민한 상태이기 때문에 한 달 정도 꽉 조이는 브래지어 보다는 좀 넉넉한 브래지어를 착용하는 것이 좋다. 수술 후 유두가 눌리지 않도록 보호대를 착용한다.
5. 함몰의 정도가 심할 경우 수술 후 재발할 가능성이 있지만 재발하더라도 재수술로 교정이 가능하기 때문에 너무 걱정할 필요는 없다.
6. 유두의 감각이 일시적으로 둔해질 수 있지만 시간이 지나면서 서서히 돌아오므로 너무 걱정하지 않아도 된다.
7. 그 외 아름답고 건강한 가슴을 위해 정상인과 똑같이 유방암 자가진단을 매달 실시해야 하며, 1년에 한번씩은 유방암 전문검진을 받는 것이 좋다.

함몰유두 수술 전후사진

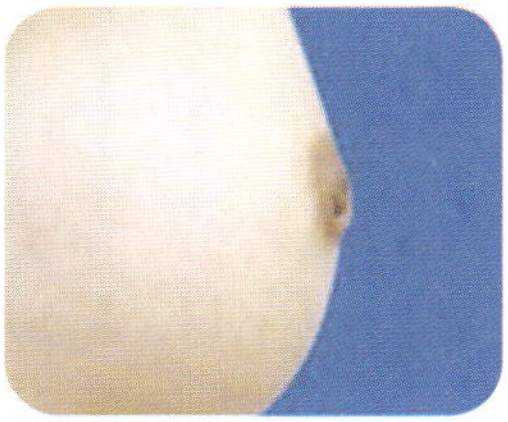

함몰유두 **당일**

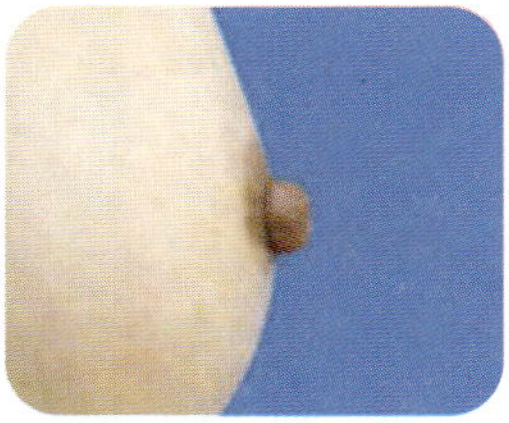

함몰유두 **2개월**

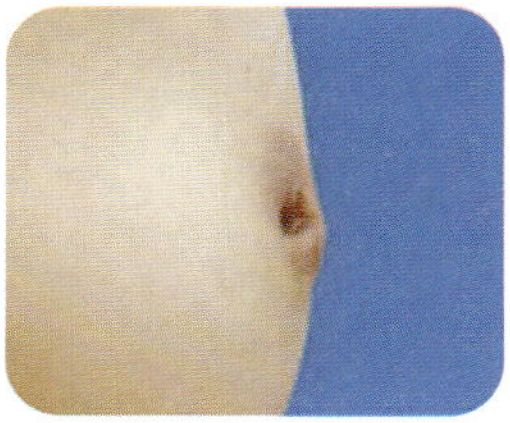

함몰유두 **당일**

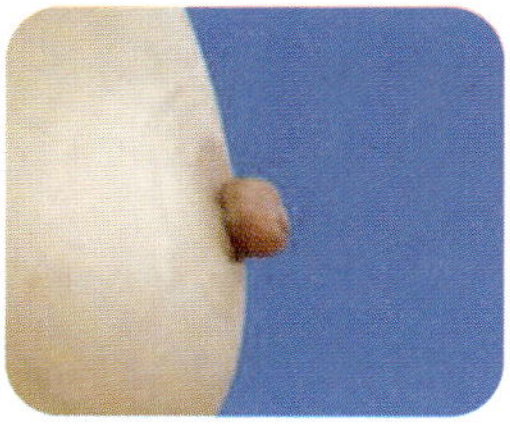

함몰유두 **1개월**

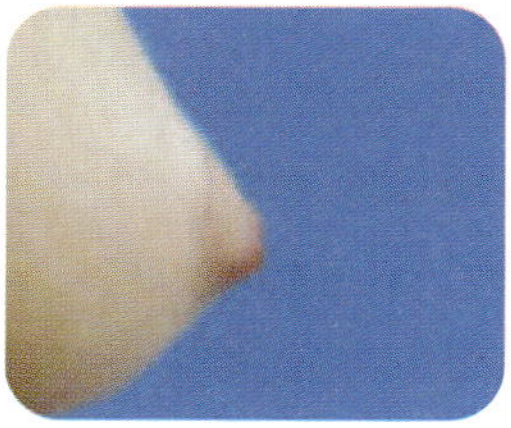

함몰유두 **당일**

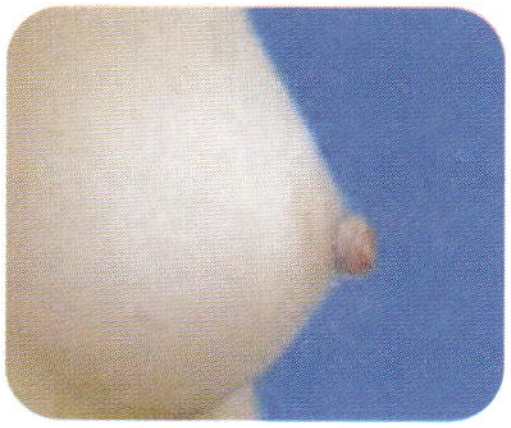

함몰유두 **7개월**

VI. 유두축소

VI. 유두축소

1. 유두축소 수술의 필요성

유방에 비해 유두가 너무 큰 경우를 유두비대증이라고 하며 우리나라 여성에게 그리 흔치않지만 수유 후 종종 볼 수 있습니다. 보통 여성의 정상적인 유륜 평균 직경은 3.5~4.5cm이며 유두의 평균 직경은 1~1.5cm 정도, 높이는 7~9mm정도입니다.

유두가 비정상적으로 크게 튀어나오거나 처진 경우에는 심리적 열등감을 유발할 수 있고 유륜의 크기에 비해 유두가 지나치게 크면 기능적인 문제가 없더라도 매력적인 유두와는 거리가 멀고 기형적인 느낌을 주게 됩니다.

또한 지나치게 큰 유두는 유방의 조화로운 균형을 깨뜨려 보기 싫고, 유방이 처진 느낌을 줄 수 있으며 아기에게 젖을 물릴 때 문제가 될 수 있으므로 '유두축소수술' 로 유두의 크기를 줄여줘 균형 잡힌 형태로 교정해주는 것이 좋습니다.

2. 큰 유두, 처진 유두의 원인

대부분 선천적인 경우가 많지만, 지속적인 임신과 수유, 성생활과 같은 자극에 의해서도 유두가 커질 수 있습니다.

수술방법

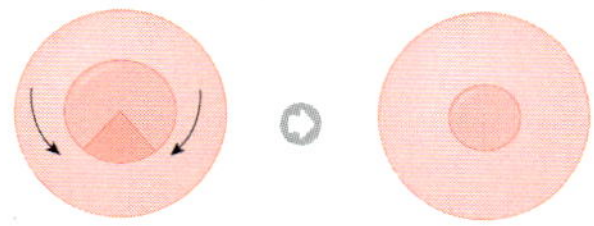

유두의 넓이를 줄이고자 하는 만큼의 피부를 절제해낸 후 다시 봉합하여 크기를 줄여줍니다.

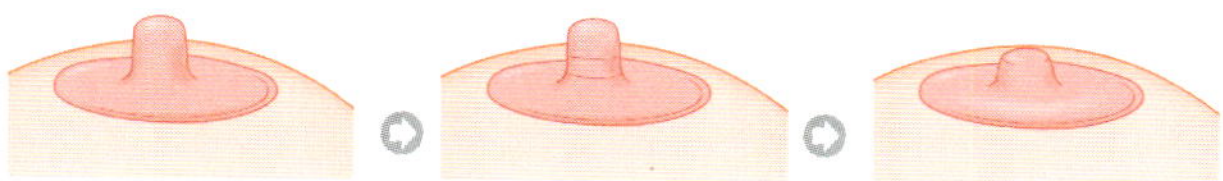

유두의 중앙 부위에서 낮추고자하는 만큼의 피부를 절제해낸 후 다시 봉합하여 높이를 낮추어 준다.

유두의 윗부분을 L자 모양으로 절제한 다음 남은 부분을 굽혀서 봉합해 주어 높이를 낮추어 주고 크기를 줄여줍니다.

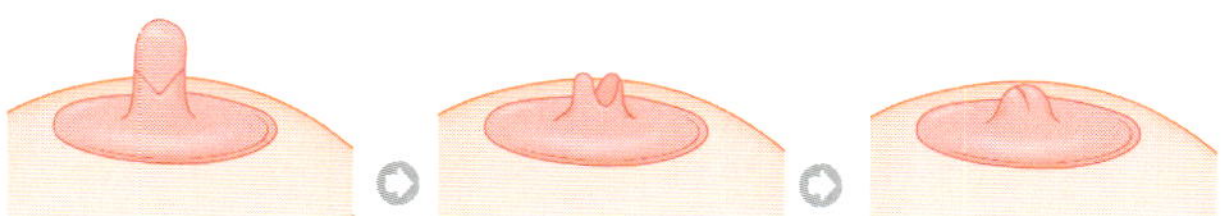

유두의 윗부분을 Y자 형으로 절제한 후에 봉합해 주는 방법으로 유두의 크기를 확실하게 줄여줄 수는 있지만 유관이 막히게 되는 단점이 있다.

3. 유두축소 수술방법

수술방법은 유두의 크기에 따라 다양하나 수술 후 흉터가 적게 남고, 재발할 염려가 없으며, 수유기능을 보존할 수 있는 방법을 선택하는 것이 좋습니다.

유두의 형태에 따라서 긴 유두의 경우 유두의 중간부분에서 피부만 제거하여 높이를 낮추기도 하고, 유두의 직경이 큰 경우 유두의 일부를 제거하여 크기를 줄이고 남아있는 조직으로 모양을 만들어 균형 잡힌 형태로 교정하게 됩니다.

유두를 적당한 크기로 줄이는 수술은 비교적 간단하고 흉도 거의 남지 않으므로 쉽게 교정할 수 있습니다.

4. 부작용 및 합병증

수술방법에 따라 흉터가 남는 정도는 다르나 거의 눈에 띄지 않습니다. 또한 대부분 유관을 건드리지 않고 유두의 일부 조직만을 제거하기 때문에 수술 후 수유에 큰 지장이 없으며, 재발하는 경우는 드물고, 수술 직후 유두의 감각이 일시적으로 둔해질 수 있지만 시간이 지나면서 서서히 돌아오므로 너무 걱정하지 않아도 됩니다.

5. 수술 전 주의사항

1. 부분마취로 시행하며 수면마취로 수술할 경우 수술 전 4~6시간 이상 금식을 해야 한다.
2. 수술 전에 미리 샤워를 하고 몸에 아무 것도 바르지 않는 것이 좋다.
3. 수술하러 갈 때는 편안하고 여유 있는 웃옷을 입어야 하며 가능한 한 앞여밈이 있는 셔츠가 수술 후 옷 입기에 더 편하다.

6. 수술 후 주의사항

1. 보통 안정을 취한 후 당일 퇴원하게 된다.
2. 바로 일상생활이 가능할 수 있으며 실밥을 푼 후에는 샤워도 가능하다.
3. 한 달 정도 격렬한 운동을 삼가하고 약 2~3주 동안은 유두에 강한 자극은 피하는 것이 좋다.
4. 유두의 감각이 일시적으로 둔해질 수 있지만 시간이 지나면서 서서히 돌아오므로 너무 걱정하지 않아도 된다.
5. 그 외 아름답고 건강한 가슴을 위해 정상인과 똑같이 유방암 자가진단을 매달 실시해야 하며, 1년에 한번씩은 유방암 전문검진을 받는 것이 좋다.

유두축소 수술 전후사진

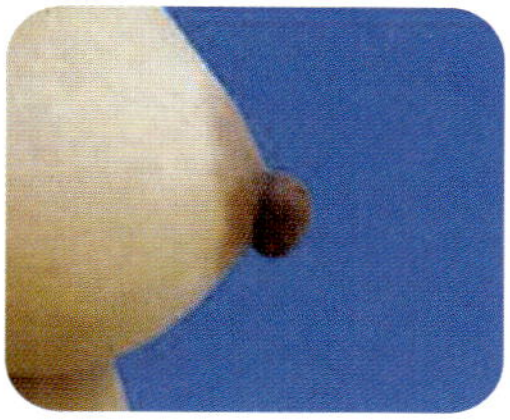

유두축소 **당일**

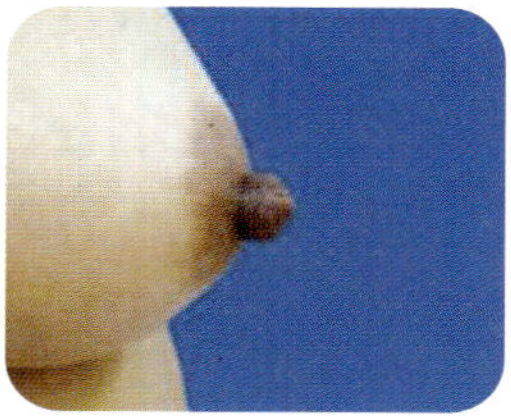

유두축소 **1개월**

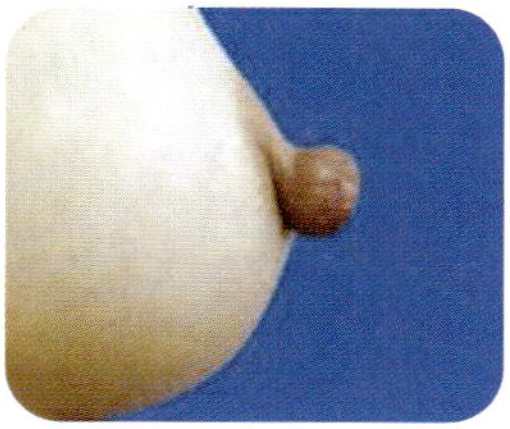

유두축소 **당일**

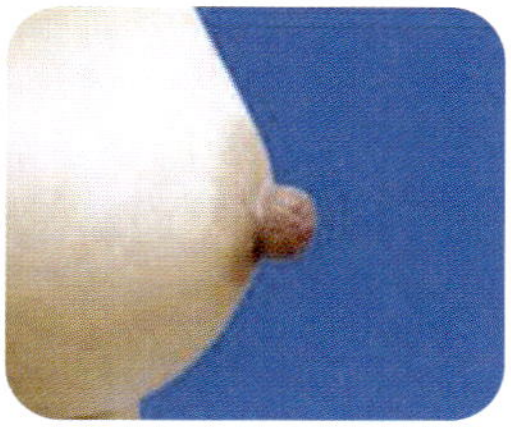

유두축소 **7개월**

VII. 유륜축소

VII. 유륜축소

1. 유륜이란

유두를 둘러싼 원형의 짙은 색 피부를 유륜, 즉 젖꽃판이라고 합니다. 일종의 젖물림판 역할을 하며 지름이 작게는 1.5cm 정도, 크게는 6cm에 이르기도 하며, 평균 4cm 정도의 크기입니다. 유륜에는 땀샘이나 몽고메리 샘이 있고, 젖꼭지 주위에는 정상적으로 모낭이 존재하므로 여성의 젖꼭지 주위에도 털이 나는 수가 있습니다. 대개 젖꽃판에는 솜털, 꽃판 주위에는 겨드랑이 털과 같은 긴 털이 약간 있을 수 있습니다.

그리고 사춘기 이후에는 젖꽃판에 '몽고메리 샘' 이 여드름처럼 솟아나는데 이 몽고메리 샘에서는 젖꼭지와 꽃판 피부를 보호하는 작용이 있는 분비물이 나옵니다. 이 몽고메리 샘은 임신을 하면 더욱 두드러져 보이며 이들의 개수와 튀어나와 보이는 정도도 사람마다 차이가 있습니다. 유방조직에는 근육이 거의 없지만 젖꽃판에는 근육조직이 있어 여러 가지 자극, 즉 추위나 성적 자극이 있으면 이들 근육이 수축하므로 젖꼭지가 발기하게 됩니다. 물론 수유시에도 젖꼭지는 아이가 젖을 잘 물 수 있도록 튀어나오게 됩니다.

2. 유륜의 크기를 교정할 경우

유두와 유륜의 불균형은 선천적일 수도 있지만 임신과 수유를 거치면서 불균형이 두드러지는 경우가 많습니다. 유두에 비해서 주위의 유륜이 지나치게 크거나 작다면 균형적인 아름다움을 기대할 수 없고 목욕탕에 가서도 주위의 시선을 의식하게 됩니다. 유륜이 너무 작거나 크면 그것을 늘리거나 줄이는 수술로써 교정할 수 있습니다. 수술시간은 약 1시간 정도이며, 부분마취를 이용해 수술하고 당일 퇴원이 가능합니다. 수술 후 입원은 필요치 않고 회복실에서 안정을 취한 후 귀가 할 수 있습니다. 수술부위는 큰 통증을 느끼지는 않으며, 수술 후 1주일 정도의 시간이 경과되면 부기도 많이 가라앉게 됩니다. 한 달 정도는 수술 부위에 충격을 줄 수 있는 과격한 운동은 피해야 하며, 술이나 담배를 금해야 합니다. 수술자국은 수술 후 2~3개월이 지나면 차츰 좋아져서 크게 드러나지 않게 됩니다.

3. 유륜축소 수술방법

1) 유두주위 절개법

유륜의 직경이 심하게 넓지 않은 경우, 유두 바로 아랫부분을 절개하여 여분의 유륜조직을 제거하고 유두 아래 부분으로 오므려 봉합하는 방법입니다. 수술 후 초기에는 유두 아래 절개부위가 주름져 보일 수 있으나 시간이 경과하면서 주름이 펴지게 되며, 흉터가 유두 바로 아래 부분에 남게 되어 흉이 그리 눈에 띄지 않습니다.

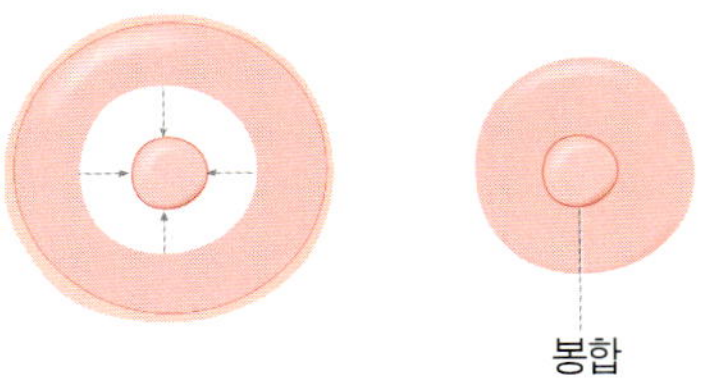

유두주위 절개법

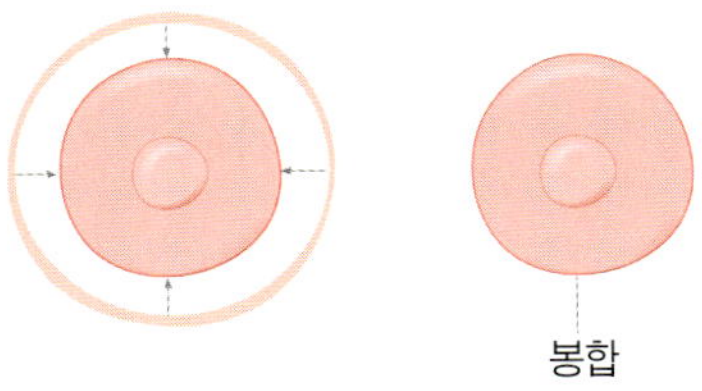

유륜주위 절개법

2) 유륜주위 절개법

유륜의 직경이 매우 넓은 경우, 유륜의 가장자리 부분을 절개하여 여분의 조직만큼을 제거한 후 봉합하는 방법입니다. 흔히 유방거상이나 유방축소, 확대 수술시 유륜축소가 병행되어 지는 경우에 선택하게 됩니다.

4. 유륜의 색을 교정할 경우

유륜의 색은 피부에 따라 다르며 개인에 따라 넓이도 다릅니다. 보통 피부가 밝은 색일 경우에는 분홍색 빛을 띠기도 하며 어두운 피부일 경우에는 일반적으로 짙은 색을 띄게 됩니다.색이 너무 옅거나 너무 작은 경우에는 피부이식이나 문신 기법을 이용할 수 있는데 문신기법은 정확한 색조를 선택하기 힘들고 변색의 우려가 있어 전문가와 상의 후 시술을 받아야 합니다. 그러나 선천적으로 유륜이 넓고 색이 짙은 경우 결혼을 앞두고 색을 옅게 할 수도 있으며, 출산 후 유륜이 너무 짙은 경우에도 옅게 할 수도 있습니다.이때 수술은 레이저로 색 교정을 하게 되며, 경우에 따라 한번의 치료로 색깔이 옅어질 수 있으며, 대개는 여러 번 반복 치료를 통해 색 교정에 들어가야 합니다.

5. 수술 전 주의사항

1. 부분마취로 시행되며 수면마취 하에 수술할 경우 수술 전 4~6시간 이상 금식을 해야 한다.
2. 수술 전에 미리 샤워를 하고 몸에 아무 것도 바르지 않는 것이 좋다.
3. 수술하러 갈 때는 편안하고 여유 있는 웃옷을 입어야 하며 가능한 한 앞여밈이 있는 셔츠가 수술 후 옷 입기에 더 편하다.

6. 수술 후 주의사항

1. 보통 안정을 취한 후 당일 퇴원하게 된다.
2. 바로 일상생활이 가능할 수 있으며 실밥을 푼 후에는 샤워도 가능하다.
3. 한 달 정도 격렬한 운동을 삼가하고 약 2~3주 동안은 유두와 유륜주변에 강한 자극은 피하는 것이 좋다.
4. 유두와 유륜의 감각이 일시적으로 둔해질 수 있지만 시간이 지나면서 서서히 돌아오므로 너무 걱정하지 않아도 된다.
5. 그 외 아름답고 건강한 가슴을 위해 정상인과 똑같이 유방암 자가진단을 매달 실시해야 하며, 1년에 한번씩은 유방암 전문검진을 받는 것이 좋다.

VIII. 부유방

VIII. 부유방

1. 부유방이란

정상적으로 가지고 있는 가슴부위의 유방 이외에 또다른 유방이 있는 경우를 말합니다. 인간은 태어나기 전 엄마뱃속에 있을 때 겨드랑이에서 사타구니까지 양쪽에 긴 유방능선을 가지고 있습니다. 태아가 9주 정도 되면 가슴부위만 남고 나머지는 퇴화하게 되지만 유방능선의 일부가 퇴화하지 않고 남아있는 경우 유방조직이 발달하여 부유방이 발생하게 되며, 유방능선을 따라 어느 부위에나 나타날 수 있습니다. 가장 흔하게 생기는 곳은 겨드랑이 부위로, 경우에 따라서는 유두가 달려 있기도 합니다. 주로 겨드랑이 부위에 혹처럼 만져지며 생리주기에 따라 크기가 변화 할 수 있고, 발생률은 1~3% 정도로 비교적 높은 편이지만 그 크기가 작은 경우에는 모르고 지나치는 경우도 많습니다.

2. 부유방의 증상

보통 유방과 똑같이 생리적 변화를 일으키기 때문에 유방이 부풀어 오르면서 통증을 느끼고 사라지는 주기적인 변화가 정상 유방과 동시에 일어날 수 있습니다. 특히 임신시 여성 호르몬의 자극이나 40대에 체중이 갑자기 늘면서 유방이 커지고 겨드랑이 부분의 유선이 발육하여 부유방이 생기는 경우가 많습니다.

3. 부유방의 진단

유방암으로 오인하여 불안해 할 필요는 없습니다. 하지만 부유방도 유방 조직이기 때문에 아주 드물게는 유방암이 그 부위에 생길 수도 있습니다. 유방 전문의의 진찰을 받고, 필요한 경우 유방 사진촬영 및 초음파 검사를 시행해야 합니다. 유방 사진촬영 상 유방조직이 겨드랑이 부분까지 있는 것을 확인할 수 있으며, 초음파 등을 같이 검사하여 유방 내에 이상소견이 없음을 확인하면 됩니다.

4. 부유방의 치료

생긴 원인이 없어질 경우, 즉 출산하거나 수유가 끝난 뒤, 음식 조절 등으로 체중이 감소되는 경우에는 부유방의 크기가 감소하기도 합니다.유방암과는 무관하기 때문에 약간 불룩하고 통증이 없으면 그냥 가지고 지내도 무방하나, 너무 커서 보기가 흉하거나, 통증이 있거나 혹은 다음에 임신을 할 예정인 경우는 수술을 받는 것이 좋습니다.

임신시 여성 호르몬의 자극이나 40대에 체중이 갑자기 늘 때 유방이 커지면서 겨드랑이 부분의 유선이 발육하게 되므로 임신계획을 앞두고 있다면 임신전에 수술을 받는 것이 좋을 수 있습니다.

수술시 조직이 적절히 제거 되었다면 재발되는 경우는 극히 드물답니다.

5. 수술방법

흉터를 최소화하기 위해 겨드랑이 주름에 절개를 할 경우 겨드랑이 앞쪽의 부유방을 충분히 제거하기 어려워 지방흡입을 함께 합니다. 지방흡입을 통하여 피부가 줄어드는 효과가 나타나기 때문에 피부절제 범위를 최소화 할 수 있습니다. 우선은 겨드랑이 부위에서 겨드랑이 주름에 일치하게 작은 1cm 절개창을 내고 이를 통해서 부유방 전방부위를 지방흡입을 통해서 제거하게 됩니다. 이후 필요하다면 이 절개창을 약간 더 연장시켜 대략 2~3cm 정도의 절개창으로 만들어 이를 통하여 나머지 유방조직을 제거합니다. 좀 더 많은 제거가 필요하면 피부절제를 하며, 탄력밴드 압박을 시행하고 수술을 종료하게 됩니다.

1) 지방흡입

부유방의 처짐이 심하지 않은 경우, 겨드랑이 안쪽에 1cm미만의 작은 절개를 가한 후 지방흡입을 통해 지방뿐만 아니라 유선조직까지 흡입해 내는 방법입니다. 대개의 경우 유선조직이 어느 정도 있다고 해도 흡입만으로도 좋은 결과를 얻을 수 있습니다.

2) 유선절제

부유방의 크기가 크고 처짐이 있는 경우라면 겨드랑이 주름선에 2~3cm정도의 절개를 가하고 유선조직을 직접적으로 절제해 내는 방법입니다. 부유방에 유선조직이 치밀한 경우에도 시행하는 방법입니다.

3) 지방흡입+유선절제

부유방의 크기가 크고 처짐이 있는 경우, 겨드랑이 부위에서 겨드랑이 주름에 일치하게 작은 1cm 절개창을 내고 이를 통해서 부유방 전방부위를 지방흡입을 통해서 제거하게 됩니다. 이후 필요하다면 이 절개창을 약간 더 연장시켜 대략 2~3cm 정도의 절개창으로 만들어 이를 통하여 나머지 유방조직을 제거합니다.

6. 수술 전 주의사항

1. 부분마취로 시행되며, 수면마취로 수술할 경우 수술 전 4~6시간 이상 금식을 해야 한다.
2. 수술 전에 미리 샤워를 하고 수술부위(겨드랑이)는 제모한다. 몸에 아무 것도 바르지 않는 것이 좋다.
3. 수술하러 갈 때는 편안하고 여유 있는 웃옷을 입어야 하며 가능한 한 앞여밈이 있는 셔츠가 수술 후 옷 입기에 더 편하다.

7. 수술 후 주의사항

1. 보통 안정을 취한 후 당일 퇴원하게 된다.
2. 바로 일상생활이 가능할 수 있으며 실밥을 푼 후에는 샤워도 가능하다.
3. 한 달 정도 격렬한 운동을 삼가하고 약 2~3주 동안은 팔을 너무 무리하게 사용하지

않는 것이 좋다.

4. 자연스런 겨드랑이 선을 만들어 주기 위해 수술 후 4~6주 이상 압박밴드를 사용하여 수술부위를 눌러준다.
5. 그 외 아름답고 건강한 가슴을 위해 정상인과 똑같이 유방암 자가진단을 매달 실시해야 하며, 1년에 한번씩은 유방암 전문검진을 받는 것이 좋다.

부유방 수술 전후사진

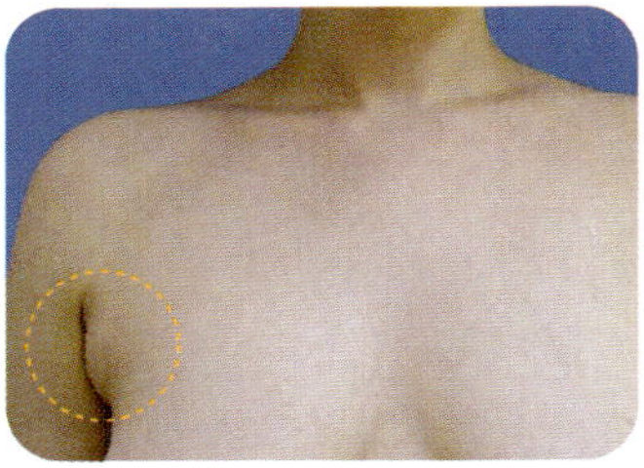

부유방 오른쪽 **당일**

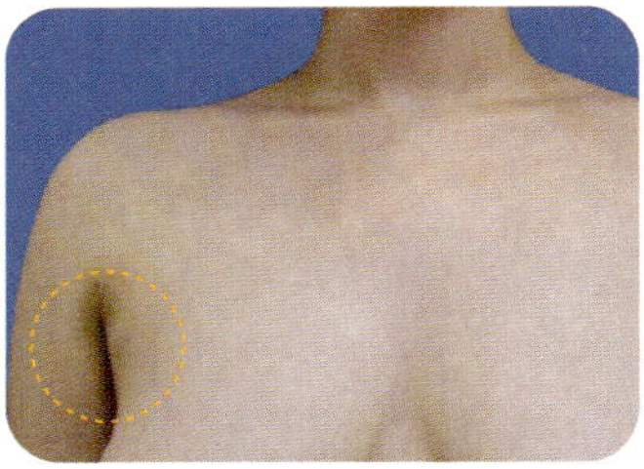

부유방 오른쪽 **28일**

IX. 여성형 유방

IX. 여성형 유방

1. 여성형 유방 바로알기

'어느 날 한 어머니가 건장한 모습의 고등학생 아들과 함께 진료실 문을 두드렸다. 체격과 달리 아들은 시무룩한 표정이었다. 아들이 평소 가족 앞에서도 윗옷을 벗지 않고 대중목욕탕이나 수영장도 가지 않으려 한다는 것이었다. 진찰 소견상 여성처럼 유방이 비대해져 있었고 종양이나 임파선은 촉진되지 않았다. 하나 밖에 없는 아들이 기어코 수술 받겠다고 보채서 데리고 온 것이다.'

외형은 분명히 남자인데 유독 가슴은 여자처럼 봉긋한 사람을 가끔 볼 수가 있습니다. 이같이 사춘기 남성에게 지방축적이나 유선조직의 발달로 여성처럼 유방이 비대해지는 경우를 '여성형 유방증' 이라고 합니다. 이로 인해 감수성이 예민한 사춘기에 심각한 성격장애가 생기거나 사회생활에 애로를 겪기도 합니다. 국내에는 정확한 자료가 없으나 외국 통계를 보면 인구 1만 명당 한 명 꼴로 발생하고 있어 국내에도 최소 2천여 명의 환자가 있을 것으로 추정되며 최근 소아비만이 늘면서 발생률이 증가하고 있습니다.

남성에게도 발달되지 않고 있을 뿐 유방조직의 뿌리는 남아 있습니다. 여러 가지 원인에 의해서 자극을 받으면 남성의 유방도 여성의 유방처럼 커질 수 있고, 여성의 유방에 생길 수 있는 모든 질환이 나타나기도 합니다. 만약 어떤 남성이 성전환을 위해 고환을 절제했다면 그 자체로도 그렇고, 여성호르몬을 투여했다면 그 효과로 유방이 여성처럼 발달할 수 있는 것입니다. 여성의 유방에 생길 수 있는 모든 질환, 유방암까지도 나타날 수 있습니다. 남성에게 발병한 유방암의 경우에는 오히려 여성보다 예후가 좋지 못한 경우가 많습니다.

남성에게 유방이 발달한 경우는 대부분 내분비계통의 이상을 의미합니다. 정상적인 남성에게도 약간의 여성호르몬이 생리적으로 존재하고 있지만 남성호르몬의 양에 비하면 지극히 미미하여 그 효과가 나타나지 않습니다. 그러나 어떤 이유로든지 두 가지 호르몬의 균형이 깨지고 상대적으로 여성호르몬이 높아지게 되면 그 결과로 유선조직이 자극을 받아 유방이 발달하게 됩니다.

실제로 갓난 남자 아기를 보면 젖이 상당히 튀어나와 있고, 심지어 짜면 젖이 분비되기도 하는데, 이는 태반을 건너서 엄마로부터 넘어온 여성호르몬의 일시적 효과 때문입니다. 그 외에도 15~16세 사춘기의 남자 소년은 호르몬 균형의 급격한 변화로 젖망울이 나타나고 아프기까지 합니다. 빈도를 보면 사춘기 남자 소년의 약 50%에서 젖망울이 나타나는데, 그 후 성장하면서 호르몬 균형이 안정되므로 다시 사라지게 됩니다. 또 노년기에 접어들면서 남자의 고환 기능이 떨어질 무렵에 다시 유방이 커질 수가 있습니다.

2. 여성형 유방증이란?

남성에게 여성처럼 유방이 발달하는 경우를 '여성형 유방증(gynecomastia)' 이라고 하는데 성장과정에 따른 호르몬의 일시적인 균형 파괴로 나타날 수도 있으므로 별 문제가 되지 않는 경우가 많습니다. 하지만 몸 속에 다른 특별한 원인이나 질환이 있어 그 결과나 증상으로 나타날 수도 있으므로 주의가 필요합니다. 국내에는 정확한 자료가 없으나 외국 통계를 보면 인구 1만 명당 한 명 꼴로 발생하고 있어 국내에도 최소 2천여 명의 환자가 있을 것으로 추정됩니다.

청소년기에는 호르몬 균형의 급격한 변화로 젖망울이 나오고 아프기까지도 한데, 그 후 성장하면서 호르몬이 균형을 찾으면 다시 사라지는 경우가 많습니다. 따라서 이런 경우는 보통 21세가 되기 전에 없어지게 되므로 3~4년 정도는 기다려 보는 것이 좋을 수 있습니다.

그러나 20세 이후에도 그대로 남아 있으면 치료가 필요한 여성형 유방증이라고 할 수 있습니다. 이렇게 우리몸의 정상적 호르몬 변화에 의한 반응이 아님이 확실하고 신체 다른 부위에 이상이 없으면서 사춘기가 지난 건강한 남성이 여성형 유방증이 있다면 수술적인 제거가 필요합니다.

3. 여성형 유방증의 원인

여성형 유방증의 원인은 대부분 알려져 있지 않지만, 신생아나 사춘기에 일시적인 호르몬의 불균형으로 유방이 커지는 생리적인 현상인 경우가 있고, 에스트로젠과 같은 호르몬 약제의 투여로 나타날 수 있으며, 갑상선항진증, 갑상선저하증, 말단비대증, 부신종양 등 내분비장애가 있거나 고환종양이나 간경화와 같은 간질환이 있을 때 나타나는 경우가 있습니다.

따라서 여성형 유방증의 증상이 나타나면 우선 내과적, 비뇨기과적 검사를 통해 유발원인인 간질환이나 고환질환이 있는지를 확인해 보아야 하며, 약물의 부작용이나 내분비 이상도 점검해 보아야 합니다.

4. 여성형 유방증의 진단

남성의 여성형 유방증은 비록 본인이 아무런 불편함과 스트레스가 없다하더라도 검진을 받아 그것이 유방 조직이라는 것을 확인하고 암일 가능성을 점검해 보아야 하며, 관련된 다른 질환은 없는지 꼼꼼하게 확인해야 합니다.

남성에서 유방암이 생기는 경우는 극히 드물지만 일단 생기더라도 조기에 발견하지 못하고 이미 암이 한참 진행된 뒤에 다른 증상이 나타나서야 병원을 찾기 때문에 예후가 좋지 못한 경우가 많습니다.

본인의 가슴에 뭔가 잡히더라도 그저 단순히 '살이 좀 쪄서 그렇겠지' 라고 무시하는 것보다는 병원을 방문하여 상담 받아 볼 것을 권하고 싶습니다. '남자가 가슴이 커서 병원에 왔다' 라고 얘기하는 것이 창피하고 불편할 수 있지만 미용적인 목적으로나 건강한 삶을 위해서 자신을 드러내는 것은 부끄러운 것이 아닙니다. 항상 열린 마음으로 함께 고민해 줄 수 있는 의료진이 있습니다.

5. 여성형 유방증 수술방법

특별한 원인이 밝혀지지 않은 여성형 유방은 아프다든지 너무 크다든지 하는 등의 문제가 있을 경우 치료가 필요한데, 호르몬제를 이용한 약물요법을 시도하여 볼 수도 있고 수술로 제거할 수도 있습니다. 이때 여성형 유방의 절제수술은 여성유방에 행해지는 그 어떤 수술보다 오히려 더 섬세한 기술과 미적 고려가 필요합니다.

수술은 젖꼭지 주변의 절개선 또는 유방 밑 부분의 피부 절개선을 통하여 유방조직을 완전히 절제해내는 피하유방절제술을 시행하거나 지방 흡입술과 유선 조직 절제술을 병행하여 겨드랑이에 약 1cm 정도만 피부를 절개하여 내시경으로 유방조직을 적출함으로써 가슴에 흉터를 남기지 않는 방법을 이용할 수도 있습니다.

1) 지방흡입

가슴의 바깥쪽에 1cm미만의 작은 절개를 가한 후 지방흡입을 통해 지방뿐만 아니라 유선조직까지 흡입해 내는 방법입니다. 유선조직이 어느 정도 있다고 해도 지방흡입 만으로도 외관상으로는 좋은 결과를 얻을 수 있습니다. 심하지 않은 여성형 유방증의 경우에는 효과적일 수 있지만 유선조직의 양이 치밀하고 많은 경우 효과적인 수술을 기대하기 어려울 수도 있습니다.

2) 유선절제

여성형 유방증의 유선조직의 양이 치밀하고 많은 경우 유륜의 아랫부분으로 2~3cm정도의 절개를 가하고 유선조직을 직접적으로 절제해 내는 방법입니다. 더욱 섬세한 유선제거가 가능합니다. 하지만 가슴의 형태를 고려하지 않고 유선조직을 모두 절제할 경우 가슴이 꺼져 보이거나 자연스러운 가슴의 윤곽을 만들기가 어려울 수도 있습니다.

3) 지방흡입+유선절제

유방축소술이 필요 할 정도로 큰 여성형 유방증의 경우 시행하는 방법입니다. 과다한 유선은 직접 절제하고 입체감있는 유방의 형태를 잡게 위해 지방흡입술을 병행하여 남성다운 가슴을 만들어 주게 됩니다.

6. 수술 후 합병증

수술부위의 출혈이나 삼출액의 고임으로 인해 혈종이나 혈청종이 발생할 수 있습니다. 유방의 감각이 떨어질 수 있으나 시간이 지나면서 서서히 돌아오므로 너무 걱정하지 않아도 됩니다. 유선조직의 과도한 제거로 유두유륜복합체 아래에 함몰이 생기거나 앞가슴부위에 접시 모양의 함몰이 발생 할 수 있어 무리한 제거는 피하는 것이 좋습니다.

7. 수술 전 주의사항

1. 여성형 유방이 크지 않은 경우 부분마취로 수술하고, 매우 큰 경우는 전신마취로 수술한다.
2. 수술 전에 미리 샤워를 하고 수술부위(가슴이나 겨드랑이)는 제모 한다. 몸에 아무것도 바르지 않는 것이 좋다.
3. 수술 전 담배는 최소한 1~2주 전부터는 끊어야 한다. 수술 전 과음은 피하는 것이 좋다.
4. 수술하러 갈 때는 편안하고 여유 있는 웃옷을 입어야 하며 가능한 한 앞여밈이 있는 셔츠가 수술 후 옷 입기에 더 편하다.

8. 수술 후 주의사항

1. 당일 퇴원하게 되며 수술 후 2~3일 정도는 안정을 취해 주는 것이 좋다. 이후에는 힘들지 않은 일상생활은 가능할 수 있다.
2. 수술 후 7일 정도에 실밥을 제거하게 된다.
3. 수술 후 한 달 정도 격렬한 운동을 피해야 하고 약 2~3주 동안은 팔을 너무 무리하게 사용하지 않는 것이 좋다.
4. 수술 후 1~3개월 정도 압박복을 착용하여 수술부위를 눌러줘서 자연스런 가슴 선을 만들어 준다.

여성형유방 수술 전후사진

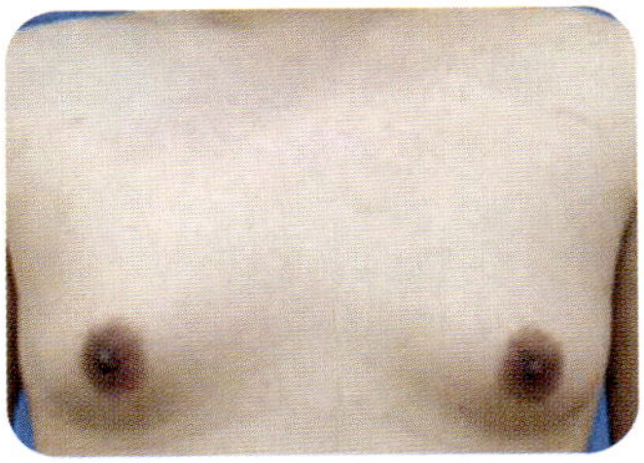

여성형 유방 **당일**

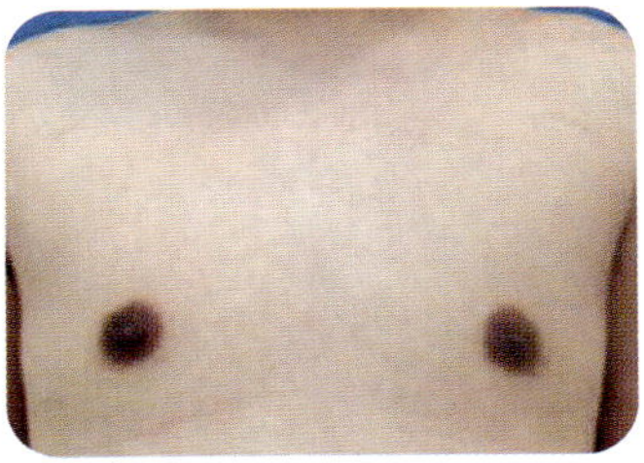

여성형 유방 **5개월**

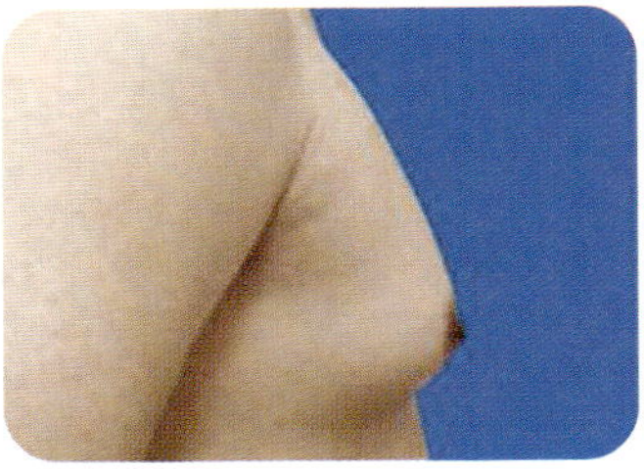

여성형 유방 **당일**

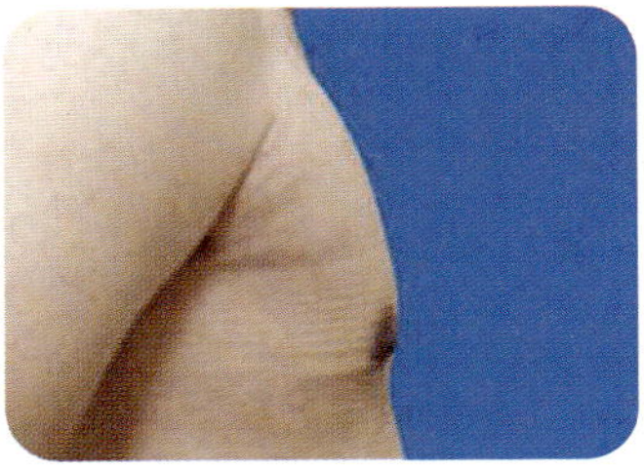

여성형 유방 **5개월**